Zu diesem Buch

Dr. med. Gaston Grimsdyke muß einen berühmten Londoner Chirurgen zu einem Ärztekongreß nach New York begleiten. Seine wichtigste Aufgabe wird jedoch bald, den Professor aus dem Kittchen zu befreien. Auch sonst wird seine bewährte Vielseitigkeit alsbald auf harte Proben gestellt. Er muß einem an Ehenöten leidenden Vetter ein bombensicheres Scheidungsrezept verschreiben, in einem Ferienlager rauschgiftsüchtige Teenager betreuen, sich einer unerwünschten «Schwiegermutter» erwehren und in einer Spezialanstalt für Nacktkultur unvorhergesehenen Überraschungen begegnen. Auch das neue Buch des in aller Welt gelesenen Bestseller-Autors Richard Gordon ist wieder Medizin gegen den hartnäckigen Ernst des Lebens.

Der Autor, der im bürgerlichen Leben Dr. med. Richard Gordon Ostlere heißt, war zunächst praktischer Arzt, dann Schiffsarzt, gab aber schließlich seine medizinische Laufbahn auf, um sich ganz dem Schreiben widmen zu können. Er veröffentlichte eine Reihe humoristischer Romane, die ausnahmslos in der Welt der Medizin spielen; mehrere von ihnen wurden verfilmt. Richard Gordons größte Erfolge sind: «Aber Herr Doktor!» (rororo Nr. 176), «Doktor ahoi!» (rororo Nr. 213), «Hilfe! Der Doktor kommt» (rororo Nr. 233), «Dr. Gordon verliebt» (rororo Nr. 358), «Dr. Gordon wird Vater» (rororo Nr. 470), «Doktor im Glück» (rororo Nr. 567), «Eine Braut für alle» (rororo Nr. 648), «Finger weg, Herr Doktor!» (rororo Nr. 1649) und «Wo fehlt's, Doktor?» (rororo Nr. 1812).

Gesamtauflage der Werke von Richard Gordon in den rororo-Taschenbüchern: Über 1,3 Millionen Exemplare.

RICHARD GORDON

Doktor auf Draht

ROMAN

ROWOHLT

Titel der Originalausgabe «Doctor in the Swim»
Berechtigte Übertragung aus dem Englischen
von LUISE WASSERTHAL-ZUCCARI
Umschlagentwurf Jürgen Wulff

1.–30. Tausend	Juni 1965
31.–40. Tausend	Juni 1966
41.–50. Tausend	September 1967
51.–55. Tausend	Dezember 1969
56.–63. Tausend	April 1971
64.–68. Tausend	Januar 1973
69.–73. Tausend	Juni 1974
74.–78. Tausend	Dezember 1975

Ungekürzte Ausgabe
Veröffentlicht im Rowohlt Taschenbuch Verlag GmbH,
Reinbek bei Hamburg, Juni 1965

Gesetzt aus der Linotype-Aldus-Buchschrift
und der Palatino (D. Stempel AG)
Gesamtherstellung Clausen & Bosse, Leck/Schleswig
Printed in Germany
380-ISBN 3 499 10742 2

1

«In einem Flugzeug reisen ist fast dasselbe wie in einem Krankenhaus liegen», eröffnete ich dem entzückenden Mädel auf dem Nachbarsitz.

«In einem Krankenhaus! Ist das nicht ein recht schauriger Vergleich?»

«Durchaus nicht.» Nach dem dritten Gratis-Martini sprühte ich vor Geist. «In beiden wird man durch höhere Gewalt zur Unbeweglichkeit verurteilt, muß die Mahlzeiten auf den Knien balancieren, kann nichts anderes tun, als Zeitschriften lesen und vor sich hindösen und wird von einer Schar gut gedrillter Mädchen betreut, die sich als halb so hübsch erweisen, wie man erwartete.»

Das Mädel lachte.

«Weiter», beschloß ich meine Ausführungen, «möchte ich wetten, daß jeder Mensch, der in ein Flugzeug oder in ein Spital kommt, sich bange fragt, ob er es je wieder lebend verlassen wird. Noch einen Martini?»

«Was, *noch* einen? Du guter Gott, nein. Ich hab noch nie mehr als einen vor dem Dinner getrunken.»

«Aber unser Dinner liegt noch gute fünfhundert Meilen vor uns», machte ich geltend.

«Na ja ...» Das Mädel zögerte. «Wenn ich so täte, als ob es mein erster wäre ...»

«Tun Sie lieber so, als ob es Ihr Geburtstag wäre.»

Ich drückte auf den kleinen Plastikknopf zu meinen Häupten. Wir befanden uns zwölftausend Meter über dem Atlantik und es war urgemütlich.

Als ich in New York das Flugzeug bestieg, hatte ich das Mädchen gar nicht bemerkt. Wenn man ein Flugzeug besteigt, kann man überhaupt nichts bemerken; dafür sorgen die Leute, die einen durch die Lautsprecher ansprudeln, wichtigtuerische Mädchen in Uniform, die sich einzubilden scheinen, man wäre bei einem Ausflug geistig zurückgebliebener Kinder abhandengekommen, und all diese lebenswichtigen Papierwische, mit denen man auf Flughäfen überschüttet wird – wie von den Buchmachern beim Derby – und die man die ganze Zeit sucht. Ich boxte mich blindlings die Gangway hinauf, während ich mich danach sehnte, ein Wörtchen mit diesen geriebenen Burschen zu reden, die die Plakate für die Fluglinien entwerfen, jene Plakate, Sie wissen schon, auf denen man die Fluggäste im Passagierraum herumlungern sieht, lauter hübsche Jungen, die mit hübschen Mädchen leichte Konversation machen, und im Hintergrund sitzt strahlend ein liebes altes Pärchen, um zu zeigen, daß die ganze Sache so geruhsam wie eine Fahrt im Omnibus ist.

Ich persönlich finde ja, daß man bei diesen modernen Flügen mit Supergeschwindigkeit zuerst den halben Tag damit verbringt, auf einem kleinen Plastiksessel im Flughafen zu sitzen und darüber nachzudenken, ob das wirklich der eigene Koffer war, den man eben Richtung Bangkok entschweben sah. Wenn es dann endlich gelungen ist, sämtliche Motoren gleichzeitig in Gang zu setzen, findet man sich an Bord, Schulter an Schulter mit irgendeinem fetten Kerl, der keine einzige bekannte Sprache spricht und unentwegt schauerliche Zigarren entzündet, oder inmitten eines Schwarms von Kindern, die einen von oben bis unten ankotzen – wie bei einem Tagesausflug nach Margate. Sie können sich also vorstellen, wie sehr ich mein Glück pries, als das entzückendste Mädel, das ich je in meinem Leben sah, mit der schlichten Frage: «Ist dieser Sitz noch frei?» sich für die nächsten acht Stunden an meiner Seite niederließ.

Als Engländer pflegt man natürlich nicht gleich ein Gespräch anzuknüpfen, selbst wenn man sich neben Kleopatra sitzen sähe, die sich für eine Nilfahrt fein herausgeputzt hat. Aber das muß ich den Flugzeugen zugute halten – gleich nach den Rettungsbooten eines Schiffes bieten sie eine unvergleichliche Gelegenheit, den weiblichen Fahrgast von nebenan kennenzulernen. All das Herumfummeln mit den Sicherheitsgürteln, das Betätigen der Vorrichtung, mittels deren man flach auf den Rücken geworfen wird, das Adjustieren der Düse, die einem einen Strahl eiskalter Luft in den Kragen bläst, tragen mächtig zu dem bei, was man «gemütliche Zweisamkeit» nennt. Von den Gratis-Martinis ganz zu schweigen.

«Was halten Sie von New York?» fragte ich, bevor das Mädel Zeit fand, den munteren kleinen Wisch durchzulesen, in dem der Fahrgast Weisungen erhält, wie er sich bei einem Absturz des Flugzeugs zu verhalten habe. «Von der pompösen Skyline und dem ganzen Drum und Dran?»

Sie blickte durch das Fenster auf Manhattan, das seine Finger durch die Wolken gegen uns streckte.

«Ein Monstrum», sagte sie.

«Aber ein prächtiges Monstrum.»

Das Mädel nickte. «Man könnte es wohl das Venedig des zwanzigsten Jahrhunderts nennen.»

Wir glitten in eine der Wolken hinein, und da nichts so uninteressant ist wie eine Wolke von innen, wandte sie sich wieder mir zu und bemerkte, gegen New York sei nichts zu sagen, aber es wäre nett, wieder nach London heimzukommen, und ich stimmte ihr zu: ja, es wäre nett, wieder nach London heimzukommen. Dann erzählte sie, daß sie bei Verwandten in Poughkeepsie zu Besuch gewesen war, und ich lachte und sagte, ich hätte diesen Namen immer schon unmöglich gefunden, und sie lachte ebenfalls und sagte, es seien ja auch unmögliche Verwandte. Wir erfreuten uns einer richtigen Vertrautheit mit Düsenantrieb, die sich noch steigerte, als die Hostess meinem Druck auf den kleinen Plastikknopf mit einem vierten Martini Folge leistete, und dies mit der Miene einer Pastorstochter, die den Tee herumreicht – aber die Hostessen der British Airlines können eben nicht anders.

Plötzlich überkam mich ein ganz eigenes Gefühl: Ich war meiner reizenden Reisegefährtin schon irgendwann einmal begegnet.

Ich faßte sie verstohlen näher ins Auge, als der Pilot – offenbar genußvoll Pfefferminzbonbons lutschend – sich in der Sprechanlage vernehmlich machte; er wünschte uns einen guten Abend, versicherte uns, daß er sein Ziel kenne, und erwähnte, daß es in London schütte. Sie war ein dunkles Mädchen in einem dunklen Kleidchen, da und dort blitzte ein Diamant auf, und ihr Duft ließ darauf schließen, daß ihr Parfum eine hübsche Stange Geld gekostet haben mußte. Schon war ich knapp daran, die Scharniere meines Gedächtnisses durch die Bemerkung zu schmieren, wir wären einander sicher bereits begegnet, kam dann aber rasch davon ab. Das Mädel konnte gut und gern ein berühmter Filmstar sein, der inkognito reiste. Sie konnte aber auch eines jener Fotomodelle sein, die man auf den Rolltreppen in der Untergrundbahn recht eingehend studieren kann. Und – so überlegte ich vorsichtig, aber seufzend – diese unvollkommene Welt wimmelt von Mädchen, Buchmachern, Paukern und Bankdirektoren, denen man kein zweitesmal begegnen will.

«Waren Sie zum Vergnügen oder geschäftlich in den Staaten drüben?» fragte mich das Mädchen, nachdem der Pilot abgeschaltet hatte.

Ich wirbelte den Stiel meines Martiniglases herum.

«Ich nahm an einem ziemlich wichtigen ärztlichen Kongreß in New York teil.»

«Oh, wirklich?» Und mit Augenaufschlag: «Dann sind Sie also Arzt?»

Ich nickte kurz und eindrucksvoll.

Sie seufzte. «Sie müssen ein absolut faszinierendes Leben führen.»

«Nun ja, es hat seine großen Momente.»

«Worin sind Sie spezialisiert?»

«Spezialisiert?»

«Ich meine, Sie müssen doch ein schrecklich bedeutender Spezialist sein, wenn Sie sogar nach New York reisen, um sich an Konferenzen zu beteiligen.»

«Leider starte ich selbst nicht im großen Spezialistenrennen», gestand ich. «Ich hab nur einen recht bedeutenden ärztlichen Bonzen begleitet. Einen Londoner Chirurgen namens Sir Lancelot Spratt.»

«Oh, von dem hab ich schon gehört», sagte das Mädel prompt. «Steht nicht fortwährend in den Zeitungen zu lesen, daß er Herzöge, Kabinettsminister und Filmstars behandelt?»

«Das ist er», bestätigte ich.

Schon oft hatte ich den Verdacht gehabt, daß Sir Lancelot nach einer Visite in besonders ausgezeichneten Häusern so lange an seinem Wagen herumwerkte, den er scheinbar nicht starten konnte, bis ihn jemand fotografiert hatte.

«Ja, er wollte einmal Vater operieren. Hat ihm deswegen geradezu ein Loch in den Bauch geredet.»

Schon oft hatte ich den Verdacht gehabt, daß Sir Lancelot so tat, als sei eine richtig durchgreifende Operation eine wahre Wohltat.

«Aber Vati wollte es nicht zulassen. Ich erinnere mich, es gab eine regelrechte Szene.»

Wir saßen einen Augenblick schweigend da, dem Getöse der Düsen lauschend, während mein Gedächtnis heftigst vom Unterbewußtsein geboxt wurde. Ich überlegte, ob das Mädchen eine meiner Patientinnen sein konnte. Aber sie sah mir nicht nach einer aus, die ich so leicht vergessen haben könnte, vor allem wenn ihr etwas unterhalb der Schlüsselbeine gefehlt hätte. Vielleicht hatte ich ihr einst bei einer Party die Brötchen gereicht. Vielleicht hatte ich ihr einst den Weg zum Marble Arch gewiesen. Oder vielleicht, so sann ich, während mich die Olive in meinem Martini streng beäugte, war ich bereits in jenes Stadium getreten, in dem sämtliche Mädchen einander zu gleichen beginnen.

In diesem Augenblick tauchte die Pastorstochter neuerlich auf, diesmal mit dem Dinner. Eine Konversation kommt natürlich nicht in Frage, wenn man damit beschäftigt ist, all den Kaviar, die Obsttörtchen, den Entenbraten, das Pfefferminzfondant, den Stiltonkäse und die Orchideen auseinanderzuhalten, die auf einem einzigen kleinen Plastiktablett eine innige Mischung eingegangen sind. Ich war noch emsig damit beschäftigt, die Salz- und Pfefferpäckchen aufzureißen und mich des Messers und der Gabel zu bemächtigen, die in sterilisiertem Cellophan eingewickelt waren wie ein chirurgisches Besteck, als das Mädchen bemerkte: «Damals war Vati, glaube ich, recht bös auf die Ärzte zu sprechen. Wissen Sie, mein Bruder wollte Arzt werden, aber er brachte es irgendwie nie zustande, in eine medizinische Schule aufgenommen zu werden. Das arme Lämmchen ist bei den Vorprüfungen so schrecklich verängstigt, er wird schon gleich durch die erste Frage mit einem psychologischen Sprengkopf torpediert.»

«Ihr Bruder –!» rief ich.

Ich starrte sie an. Der Groschen war gefallen, er klingelte wie kleine Silberglöckchen.

«Großer Gott», strahlte ich. «Wo sind die Zöpfe geblieben?»

Das Mädel riß die Augen auf. «Wie bitte?»

«Die Zöpfe. An denen ich Sie immer zog.» Von ihren Sommersprossen schwieg ich lieber. «In jenem Sommer in Whortleton-on-Sea.»

Sie schaltete die Augen auf volle Lichtstärke ein.

«Sie sind doch nicht am Ende Gaston Grimsdyke –?»

«Doch, bin ich.»

«Und Sie sind Arzt geworden –?»

«Da die Zeit erfüllet ward, gewiß.»

Sie schnappte nach Luft. «Nein, so etwas!»

«Und Sie sind doch nicht am Ende Lucy Squiffington?»

«Doch, natürlich bin ich's!»

«Nein, *so* etwas!»

Wir brachen in Lachen aus. Ich betätigte abermals den kleinen Plastikknopf.

Meine Affäre mit Lucy hatte sich, wie so manche große Leidenschaft der Weltgeschichte, zart aus stacheliger Abneigung entwickelt. Wenn ich ihr das Eimerchen klaute, hieb sie mir mit der Schaufel über das Ohr. Als sie mir dann die Krabbe entführte, die ich für das Bett ihres Bruders vorgesehen hatte, ließ ich eine Portion Eiskrem ihren Nacken hinuntergleiten. Der Hader zog sich endlos hin – drei ganze sonnenerfüllte Tage – bis zu jenem Nachmittag, da ich entdeckte, daß ich zu weit gegangen war: ich war auf ihre Sandburg mit den echten Zinnen gesprungen und hatte die arme Lucy in ein Meer von Tränen gestürzt. Zum Glück bot sich mir später die Chance, meine edleren Eigenschaften zu entfalten, indem ich eine Biene von ihrem Hals entfernte – wenn ich auch wußte, daß es eine solche war, die nicht stach. Danach zeigte ich ihr meine Sammlung seltsamer Wurzelknollen, und sie schenkte mir eine Qualle, und nun gab's kein Halten mehr.

«Was treibt denn jetzt Ihr Bruder George?» fragte ich, nachdem wir angesichts der mit dem Gratis-Champagner herbeieilenden Pastorstochter in unbändige Heiterkeit ausgebrochen waren.

«George? Oh, dem geht's glänzend. Der ist einer jener Atomwissenschaftler, über die man fortwährend in den Zeitungen liest. Er arbeitet im Auftrag der Regierung an einer fürchterlich geheimen Forschung irgendwo auf dem Land.»

«Was, unser alter George?» rief ich.

Ich war perplex. Diese Atomleute müssen doch Schwergewichtler in Kopfarbeit sein, und als wir zusammen auf der Schule waren, hatte Squiffy, wie man so sagt, eine recht lange Leitung besessen, die aber meiner Meinung nach zu nichts führte. Da unser Verkehr sich bis zum Austauschen von Murmeln erstreckte, wurde ich auch nach Whortleton eingeladen, und wir segelten gemeinsam den akademischen Strom hinauf, bis er am Boyleschen Gesetz Schiffbruch erlitt und die Pauker ihm sagten, seine einzige Chance, in ein Spital zu kommen, bestünde darin, sich von einem Autobus überfahren zu lassen.

«Ich glaube, Sie würden George jetzt völlig verändert finden», bemerkte Lucy etwas scharf.

«Sicher hat er die richtige Hand für die Atome der Regierung», setzte ich rasch fort. Wahrscheinlich war das Boylesche Gesetz jetzt ebenso überholt wie ein Blasebalg in einem Schmiedebetrieb. «Ich wollte nur sagen: hoffentlich weiß er all die Geheimnisse gut zu wahren.»

Ich erinnerte mich, daß ich ihm einst anvertraut hatte, ich schliefe in meinen Socken, und vor Tagesanbruch hatte sich das in der ganzen Schule herumgesprochen.

«George läßt keinem Menschen gegenüber ein Wörtchen über seine Arbeit verlauten. Nicht einmal mir gegenüber, und wir haben doch unser ganzes Leben lang alle Geheimnisse miteinander geteilt. Aber sie muß schrecklich wichtig sein, denn der arme Kerl ist vor lauter Anstrengung ganz nervös und reizbar geworden. Manchmal mach ich mir seinetwegen große Sorgen. Aber was ist mit Ihnen, Gaston?» Sie legte ihr Händchen auf meinen Arm. «Es müssen doch allerhand interessante Dinge passiert sein, seit Sie mir auf dem Abfahrt-Bahnsteig von Whortleton dieses Lutschstäbchen kauften. Was übrigens schrecklich nett von Ihnen war.»

«Nicht der Rede wert. Hoffentlich hat's Ihnen geschmeckt.»

«Sie haben wohl eine kolossal bedeutende Praxis in London?»

«Meine Praxis ist leider noch anspruchsloser als die von Dr. Watson», sagte ich aus dem Wunsch heraus, jetzt nicht tiefer in diese Materie einzudringen.

Lucy war verblüfft. «Aber wenn Sie als Arzt an diesem wichtigen Kongreß in New York teilnahmen –»

«Ich war nicht als Arzt in New York. Bloß als eine Art letztklassiges Kindermädel», seufzte ich. «Und ich war weniger bei einem ärztlichen Kongreß als beim hitzigsten anglo-amerikanischen Rummel seit der Bostoner Teeparty.»

«Ach, Gaston, das klingt ja alles schrecklich spannend!»

«Ich werde Ihnen einmal das Ganze erzählen», erklärte ich. «Bis ich mich stark genug dafür fühle.»

2

Meine Spritztour nach New York war eine Art Gratifikation dafür, daß ich als Neger Sir Lancelot Spratts Selbstbiographie verfaßt hatte, die kürzlich unter dem Titel «Fünfzig Jahre Sport und Chirurgie» (meinen Titelvorschlag «Mit Angelrute und Flinte durch den Verdauungskanal» hatte er verworfen) zum Ladenpreis von fünfzig Shilling erschienen und flott unter seinen Verwandten abgesetzt worden war. Aber der alte Knabe fühlte sich recht geschmeichelt, seinen Namen gedruckt zu sehen, und lud mich freundlicherweise ein, das literarische Ereignis bei einem Wochenendbesuch in seinem Landhaus in Wales zu feiern.

Nach Wales beordert zu werden überraschte mich, denn Sir Lancelot hatte die ganze Zeit, während ich am Buch schrieb, geunkt, er würde sich einen Landsitz nicht leisten können, nun er aus dem Ärztestab von St. Swithin ausgeschieden sei und noch eine Frau und die Regierung zu erhalten habe. Und obgleich Sir Lancelot sehr erpicht darauf war, den Rest seiner Tage bis zur Taille in eiskaltem Wasser zu verbringen und Fische zu überlisten oder schlimme Unfälle unter der einheimischen Vogelwelt herbeizuführen, zog es Lady Spratt bei weitem vor, die Nahrungsmittel auf althergebrachte Weise telefonisch bei Harrods zu bestellen.

Eine noch größere Überraschung harrte meiner, als ich an jenem schönen Mainachmittag meinen Bentley, Modell 1930, das Ufer des Usk-Flusses entlang lenkte, der so munter wie eine Schar eben die Schule verlassender Kinder zwischen den Schwarzen Bergen drängelnd dahinhüpfte. Als ich durch Sir Lancelots Gittertor einfuhr, bemerkte ich, daß ein Mann in mittleren Jahren, lediglich in Shorts gekleidet, die lange Auffahrt entlangstürzte, knapp auf den Fersen vom Chirurgen gefolgt, der Tweed-Knickerbocker und Jägerhut trug.

«Aufhalten, den Mann!» brüllte Sir Lancelot. «Aufhalten, sage ich!»

Rasch erfassend, daß der Bursche in Shorts beim Klauen des Silberbestecks ertappt worden sein mußte, trat ich auf die Bremse, sprang aus dem Wagen und bekam ihn zu fassen, als er sich eben in die Zierbüsche schlagen wollte.

«Sie haben also beschlossen, Horsham», donnerte Sir Lancelot, «sich selbst zu entlassen, was?»

Der Missetäter, ein klappriger, kleiner Kerl, ganz Ohren und Kniescheiben, konnte nur dastehen und nach Luft schnappen.

«Sie hätten mich höflicherweise davon benachrichtigen sollen. Ich würde die nötigen Vorbereitungen getroffen und Ihnen die Peinlichkeit erspart haben, in der Adjustierung eines mangelhaft bekleideten Pfadfinders Ihren Rückweg nach London per Anhalter anzutreten.»

«Tut – tut mir leid, Sir Lancelot», brachte der Flüchtling endlich nach Atem ringend heraus. «Weiß nicht, was über mich gekommen ist. Weiß es wirklich nicht. Haute blindlings ab und lief davon, das ist das Ganze.»

Sir Lancelot strich sich den Bart. «Ich neige zu dem Verdacht, daß Sie sich bloß um Ihre Nachmittagsbehandlung drücken wollten.»

«Halten Sie sich bitte vor Augen, mit wem Sie sprechen», sagte der klapprige Kerl, der sich einen Ruck zu geben trachtete.

«Soweit es mich betrifft, spreche ich mit einem Blutdruck, der um etliches übernormal, und einem Körperbau, der um etliches unternormal ist, mit einem Muskelsystem, das bei weitem zuwenig, und einem Ernährungssystem, das bei weitem zuviel ausgebaut ist. Wenn Sie jedoch Wert darauf legen, daß ich telefoniere», fügte er großmütig hinzu, «kann ich Ihren Rolls Royce und Ihren Chauffeur sofort hierher bestellen, und Sie kommen immer noch zu einem späten Souper in der ‹Caprice› zurecht. Mir ist es unendlich gleichgültig, ob Sie hier bleiben oder nicht. Vor allem in Hinblick darauf, daß das im voraus gezahlte Honorar nicht rückerstattet wird.»

«Ich werde heute abend nicht in der ‹Caprice› speisen», erklärte das Männchen würdevoll, obgleich ihm der Speichel reichlich aus dem Mund troff. «Das werde ich streichen, Sir Lancelot. Ich erkenne, daß dies alles zu meinem Besten ist.»

«Ausgezeichnet. Wenn Sie jedoch weiterhin gegen die Regeln verstoßen, Horsham, werde ich mich leider gezwungen sehen, Sie nach dem Abendessen auf ein Wörtchen in mein Arbeitszimmer vorzuladen. Nun haben Sie die Güte, sich sofort beim Feldwebel zur Behandlung zu melden.»

«Wer in aller Welt war denn das, Sir?» fragte ich völlig verblüfft, als der Delinquent davonwatschelte.

«Seien Sie begrüßt, Grimsdyke», sagte Sir Lancelot liebenswürdig. «Freue mich, Sie wiederzusehen. Das? Oh, das war Lord Horsham.»

«Lord Horsham?»

«Ja, der Präsident der City and Suburban Bank. Hat eklige Atembeschwerden und Plattfüße.»

Diese Erklärung verblüffte mich noch mehr, wenn ich auch für den Burschen kein Mitleid mehr aufbringen konnte; seine Untergebenen hatten es des öfteren an Humor völlig ermangeln lassen, wenn ich mein Konto überzogen hatte.

«Seien Sie so gut und nehmen Sie mich bis zu meiner Eingangstür mit», bat mich Sir Lancelot. «Sie wissen doch», erklärte er, während er in den Wagen kletterte, «daß mir kürzlich, wie den meisten unseligen Besitzern der einzigen Landhäuser, die es wert sind, besessen zu werden, die Aussicht drohte, die Tafel eines Realitätenvermittlers auf meinem Gittertor zu sehen.»

Ich nickte. «Wollte schon vorschlagen, Sir, es dem Hochadel nachzutun und das Haus gegen eine halbe Krone Eintritt der Öffentlichkeit zugänglich zu machen.»

«Habe daran gedacht, aber mir behagte der Gedanke nicht, schmierige Kinder mit Lutschstangen überall in meinen Blumenbeeten zu sehen.»

«Die sich die Finger an den unbezahlbaren Erbstücken abwischen.»

«Als Selfmademan besitze ich leider keine Erbstücke, vom chirurgischen Besteck meines Vaters abgesehen. Freilich habe ich im Laufe der Jahre die Unterleibsorgane in Spiritus aufbewahrt, die ich aus vielen interessanten und prominenten Leuten entfernt hatte. Ich fand, sie würden gegen eine kleine Extragebühr, eine interessante Ausstellung ergeben. Nicht viele Menschen haben Gelegenheit, die Niere eines ehemaligen Premierministers zu begutachten», sann er, als wir den Portikus erreichten. «Aber meine Frau war irgendwie dagegen. Sie hat sich in letzter Zeit sehr konservative Ansichten zugelegt.»

Ich war desgleichen der Meinung, daß eine derartige Sammlung den Besuchern eine Abwechslung von den üblichen Ahnenbildnissen geboten hätte, verstand aber noch immer nicht, wie das Ganze mit dem klapprigen Männchen im Ziergebüsch zusammenhing.

«Dann verfiel ich auf die brillante Idee, mein Haus in ein Erholungsheim zu verwandeln», fuhr Sir Lancelot fort.

«Ein Erholungsheim, Sir?»

Die Örtlichkeit schien mir so viel Erholung zu bieten wie ein Militärgefängnis.

«Ja, eine Klinik für überarbeitete Wirtschaftskapitäne. Sie lesen doch die Zeitungen, Grimsdyke? Dann muß Ihnen aufgefallen sein, daß unsere modernen Geschäftsleute sowohl physisch wie steuermäßig kraß überfordert werden. Fortwährend hören sie sich die deprimierendsten Vorträge hervorragender Herzspezialisten an, die ihnen erzählen, daß sie bald tot umfallen werden, und ihnen eine Diät von Sonnenblumenkernen und Joghurt einreden. Einfach widerlich.»

«Aber das ist doch das große Gesundheitsproblem unseres Zeitalters, Sir?» Ich schwang meinen Koffer vom Rücksitz herunter.

«Es ist überhaupt kein Problem», erwiderte Sir Lancelot kurz. «Sie essen und trinken einfach zuviel, rauchen wie ein Einäscherungsofen und machen keine Leibesübungen, außer ihre Wecker aufzuziehen, bevor sie, bis zu den Augen mit Barbituraten vollgestopft, ins Bett fallen. Hier hingegen trachten wir die natürliche Umwelt des Menschengeschöpfs wiederherzustellen. Kommen Sie, sehen Sie sich die Nachmittagsbehandlung an.»

Sir Lancelot führte mich durch eine Lücke in der Hecke zum Rasen. Ein dutzend Männer in mittleren Jahren trabten, mit Turnhosen angetan, in scharfem Tempo hin und her, während ihnen ein rotgesichtiger Kerl im Buschhemd Kommandos zubrüllte; er sah wie ein internationaler Vorderstürmer aus, der eben im Nahkampf gefoult worden war.

«Meine Patienten», erklärte Sir Lancelot voll Stolz, «setzen sich aus drei Börsenmaklern, zwei geadelten Bierbrauern und etlichen Unternehmern zusammen, die eine Neurose bekamen, weil sie sich im Unternehmen übernahmen. Sehen Sie den kleinen Kerl, der sich dort abstrampelt? Das ist ein Einkommensteuerkommissar. Ich glaube, der wird fürchterlich gehunzt.»

Der Chirurg machte eine Pause, während die Patienten paarweise Kniebeugen machten.

«Betrachten Sie diesen Kahlkopf, dessen Schultern wie ein Geleebeutel aussehen. Das ist Arnold Quellsby, der Theaterrezensent der Sonntagsblätter. Chronische Dyspepsie und Melancholie. Wäre eigentlich verpflichtet gewesen, ihn aus der Klinik zu weisen, als ich ihn dabei ertappte, wie er in seinem Zimmer ein Obsttörtchen verschlang. Das wurde in einem Paket Socken eingeschmuggelt, von irgendeiner Schauspielerin, die zweifellos damit um seine Gunst buhlen wollte. Bin dann jedoch davon abgekommen. Der arme Kerl ist noch nicht stark genug, es mit unserem zeitgenössischen Drama aufzunehmen. Rauft sich manchmal fürchterlich mit diesem Fernsehimpresario neben ihm.»

Ich bemerkte einen kleinen fetten Kerl, der einer frisch gefangenen Meerbarbe glich.

«Ich riet den beiden, sich beim Feldwebel die Boxhandschuhe auszuborgen und ihren Hader nach dem Tee im Turnsaal auszutragen. Würde ihnen mächtig guttun. Die moralische Behandlung ist hier genauso wichtig wie die physische, glaube ich.»

Etwas gab mir noch zu denken.

«Wie in aller Welt bringen Sie es zustande, daß die Patienten hierbleiben?» fragte ich.

Sir Lancelot lachte. «Mein lieber Junge, ich berechne ihnen einfach hundert Guineas pro Woche. Sie wären überrascht zu erfahren, was die Menschen alles auf sich nehmen, wenn sie dafür gepfeffert zu zahlen haben. Ich bin natürlich so vorsichtig», fuhr der Chirurg fort, «ihre sämtlichen Kleidungsstücke zu konfiszieren und zu verstecken. Unsere Hausordnung ist ganz einfach», fuhr der Chirurg fort, während wir auf das Haus zuschritten. «Aufstehen um sechs, Schlafengehen um neun, Hungerdiät, kalte Bäder und abends Vorlesung aus den Klassikern. Die Wandlung, die Sie an einem Generaldirektor binnen vierzehn Tagen feststellen können, ist bemerkenswert.»

Meine schaudernde Vorstellung, daß diese Regeln am Ende auch auf die Gäste des Hauses übertragen würden, entging offenbar Sir Lancelot nicht.

«Meine Gäste können selbstverständlich ihren Entenbraten mit Bordeaux genießen», versicherte er mir, «während meine Patienten nebenan ihren Dickens mit Kakao kriegen. Bilde mir ein, selbst Ihr Cousin Miles war von meinem Unternehmen beeindruckt, als er vergangenes Wochenende seiner chirurgischen Tretmühle entwich, um hier ein bißchen zu angeln. Bekommen Sie ihn derzeit viel zu Gesicht?»

«Unsere Tretmühlen liegen ziemlich weit auseinander, Sir.»

«Hm. Ich glaube, Miles war es, der Dr. Lee Archbolds Aufmerksamkeit auf meine Arbeit lenkte, als dieser kürzlich St. Swithin einen Besuch abstattete. Sie kennen doch Archbold?»

«Meinen Sie den amerikanischen Kardiologen, den man im Magazin *Life* ständig Flugzeuge besteigen oder verlassen sieht?»

Sir Lancelot nickte. «In den Vereinigten Staaten macht man ein noch größeres Getue mit der Gesundheit von Wirtschaftskapitänen; amerikanische Geschäftsleute erfreuen sich einer weitverbreiteten Bewunderung und Sympathie, wie sie hier in England nur den Hunden entgegengebracht werden. Archbold hat mich zuvorkommenderweise nach New York eingeladen, damit ich als britischer Delegierter an der demnächst stattfindenden Konferenz der Wall-Street-Gesundheitsbewegung teilnehme. Die Einladung kommt mir sehr gelegen, da ich Lust habe, die Klinik für kurze Zeit zu schließen. Außerdem», erklärte Sir Lancelot nach einer Pause, «kehrt meine Frau von einem Aufenthalt in Mallorca zurück, und es wäre angezeigt, sie ihr nicht in vollem Betrieb vorzuführen. Glaube, ich habe es übersehen, die Existenz der Klinik vor ihr zu erwähnen.»

Er schaltete eine Pause ein, als die Pfleglinge im Gefolge des Feldwebels auf einem kräftigenden Zwei-Meilen-Lauf an uns vorbeitrabten.

«Ich wäre Ihnen sehr dankbar, Grimsdyke», fuhr er fort, «wenn Sie sich bereit erklärten, mich als Assistent nach New York zu begleiten.»

Ich starrte ihn an. «Wer, Sir? Ich – ich?»

«Es gibt bei derlei Gelegenheiten stets eine Menge lästiger Papierarbeit, und Ihre geschickte Feder könnte sich da nützlich erweisen.»

«Aber ich hab nicht den leisesten Dunst von der Gesundheitspflege der Wirtschaftskapitäne», machte ich geltend.

«Mein lieber Junge, da braucht es nicht mehr, als ihnen zu sagen, sie sollen das Mittagessen streichen und zu Fuß zum Bahnhof gehen. Wenn sie wollen, daß wir dreitausend Meilen reisen, um das zu tun, ist das völlig ihre Sache. Ihre Auslagen werden selbstverständlich bezahlt. Erster Klasse.»

Klar, daß ich auf der Stelle annahm. Wir Grimsdykes sind jederzeit für eine Gratisfahrt zu haben, und wenn's auch nur auf der Woolwich-Fähre wäre.

«Ausgezeichnet. Überdies ist mir an Gesellschaft gelegen – war noch nie in New York.» Sir Lancelot verweilte noch etwas an der Eingangstür. «Genaugenommen war ich bisher überhaupt noch nie außer Landes.»

Eine weitere Überraschung. Sir Lancelot war der Typ des Mannes, der den Eindruck erweckt, schon überall gewesen zu sein, ausgenommen vielleicht den Gipfel des Everest.

«Allerdings», korrigierte er sich, «hab ich als junger Spitalsarzt einmal einen Tagesausflug nach Boulogne unternommen. Aber irgend etwas, das ich aß, bekam mir so schlecht, daß ich seither jede Lust verloren habe, unsere Gestade zu verlassen. Wir starten Montag in vierzehn Tagen, auf drei Wochen. Nun muß ich aber meine Nachmittagsrunde durch die Schlafzimmer machen. Möchte wetten, daß dieser elende Wicht von einem Quellsby irgendwo eine Tafel Milchschokolade versteckt hat.»

3

Ich hätte es mir von Anfang an sagen sollen, daß ein Ausflug mit Sir Lancelot nach New York in einem schauerlichen Debakel enden mußte. Wenn man es bedachte, müßte auch ein Ausflug mit Sir Lancelot ins Elysium in einem schauerlichen Debakel enden.

Bevor wir noch den Londoner Flughafen verließen, hatte er Hut und Paß verloren, er erzeugte im Flugzeug einen Aufruhr, weil er kein Glas heiße Milch und keinen Diätzwieback bekommen konnte, dann schluckte er eine Handvoll Barbiturate und schnarchte mir während des ganzen Flugs ins Ohr. Zwei Stewardessen mußten ihn mittels des Eiskübels aufwecken, als wir im Idlewild-Flughafen von New York landeten; es wurde gerade dunkel, und Manhattan legte seine abendlichen Diamanten an. Dr. Archbold persönlich erwartete uns; er entpuppte sich als ein liebenswürdiges und ruhiges Männchen mit randloser Brille und sah genauso aus wie auf dem Umschlag von *Time* – die amerikanischen Herzspezialisten erfreuen sich selbstverständlich derselben Popularität wie Filmstars und Spitzen-Baseballspieler.

«Sehr liebenswürdig von Ihnen, daß Sie diesen weiten Weg zurückgelegt haben, um mich zu empfangen, Archbold», begann Sir Lancelot, noch immer gähnend.

«Mensch, ist doch nicht der Rede wert.» Er geleitete uns zu seinem Cadillac mit Klimaanlage. «Bin bloß mit meinem privaten Düsenflugzeug von der Untersuchung eines Ölbonzen in Texas hergeflogen.»

Im Wagen befand sich Dr. Archbolds Sekretärin; sie hatte blaues Haar und sah aus, als wäre sie eben aus Cellophan ausgewickelt worden. Der farbige Chauffeur begann nach New York hineinzufahren, und ich lehnte mich zurück, während Dr. Archbold in zuvorkommender Weise unterwegs auf die Sehenswürdigkeiten hinwies.

Es ist etwas ganz Eigenes um New York. Selbst wenn einer kaum aus seinem Heimatort herausgekommen ist, unterliegt er, in dieser Stadt angelangt, einem Gefühl, das die Neurologen des *Déjà-vu*-Phänomen nennen – dem Gefühl, schon einmal hier gewesen zu sein. Man fühlt sich unter den anscheinend endlosen Türmen und den anscheinend endlosen Avenuen regelrecht heimisch, den Reklametafeln am Times Square, die die Vorübergehenden mit richtigen Rauchringen und richtigen Wasserfällen überschütten, den Autos in der Größe von Billardtischen und den Sirenen der Polizei, die wie Gespenster wimmern, welche an fürchterlichem Juckreiz leiden. Es ist genauso wie in den Filmen. Von den Hot Dogs und dem Coca-Cola ganz zu schweigen, und den Drugstores, die den ganzen Tag und die ganze Nacht geöffnet sind und alles verkaufen – Büstenhalter genausogut wie Frühstückskaffee.

Und noch etwas ist eigenartig an New York. Es ist natürlich eine grandiose Stadt, aber es scheint irgendwann einmal in einem Stadium der Verwirrung steckengeblieben zu sein; unser liebes altes London nimmt sich daneben wie eine Kleinstadt an einem Regentag mit früher Sperrstunde aus. Und so wirkte, wie ich mir von Anfang an hätte ausmalen können, Sir Lancelot wie ein lieber ältlicher Herr, der während eines Erdbebens Kricket zu spielen versucht.

«Verzeihung», entschuldigte sich Dr. Archbold, als im Augenblick, da der Wagen vor unserem Hotel mitten in Manhattan vorfuhr – der Verkehr sieht dort so verklemmt aus, als müßte man nach einem Hebebaum senden, um ihn auseinanderzuklauben –, ein Surren aus seiner Armstütze ertönte. Er hob einen Telefonhörer ab. «Dr. Archbold hier ... yeah ... schön, kann wohl rechtzeitig drüben sein, wenn ich mein Büro anrufe.»

«Ich werde Ihr Büro auf der anderen Leitung erreichen, Doktor», sagte die Sekretärin und hob einen Telefonhörer von ihrer Armstütze ab.

«Allmächtiger», murmelte Sir Lancelot.

Die Medizin ist selbstverständlich jetzt in Amerika vollmechanisiert, wie so ziemlich alles dort, ausgenommen Sex, und manche Leute geben ihm in nächster Zukunft doch noch den Vorrang vor I.B.M.

«Zu schlimm», entschuldigte sich Dr. Archbold, den Hörer niederlegend. «Werde euch Jungens wohl mächtig ungastlich vorkommen, wenn ich euch allein im Hotel zurücklasse. Muß gleich wieder weg und einen Bankier in Boston untersuchen. Werde den Privathelikopter nehmen», fügte er, an seine Sekretärin gewendet, hinzu.

«Allmächtiger», murmelte Sir Lancelot.

Dr. Archbold stieg wieder in den Cadillac mit Klimaanlage zurück. Sir Lancelot und ich hingegen traten in den Expreß-Aufzug, der sechsundneunzig Stockwerke hinaufschoß, als gälte es, die Venus zu erreichen, und sich wie ein Schmetterling auf einem Rosenblatt zur Ruhe setzte.

«Ich nehme morgens um halb acht eine Tasse chinesischen Tee und ein Stück Zwieback», setzte der Chirurg einem betreßten Jüngling auseinander, der unser Gepäck brachte.

«Glaube, das Gesetz hat nichts dagegen, Opa», erwiderte der Hotelpage munter. «Was mich betrifft, ich steh um siebene auf und eß ein Brötchen.»

«Das Dienstpersonal ist hier recht kameradschaftlich, Sir», erklärte ich hastig, als Sir Lancelots Gesichtsfarbe zu den Farben am unteren Ende des Spektrums wechselte. «Das entspricht der großen Tradition der amerikanischen Gleichheit. Überdies verdienen die meisten ungefähr soviel wie ein Spezialist der Harley Street.»

«Allmächtiger», murmelte Sir Lancelot, dann wetterte er weiter, weil der Fernsehapparat in seinem Zimmer größer als das Bett war, und ich dankte dem Himmel, als ich den alten Knaben endlich verlassen und mein eigenes Appartement am anderen Ende des Korridors aufsuchen konnte. Doch kaum hatte ich meine Zahnbürste ausgepackt, klingelte bereits das Haustelefon; es war Sir Lancelot.

«Grimsdyke, ich will keineswegs unnötigen Alarm verursachen, noch ist es mein Wunsch, eine Panik unter den Gästen hervorzurufen, aber wir sollten einige elementare Vorsichtsmaßregeln ergreifen: das Hotel brennt.»

«Es brennt, Sir?»

«Ich denke, ich hätte mich hinlänglich klar ausgedrückt –»

«Gewiß, Sir.» Ich warf einen nervösen Blick auf die Straße. «Doch wo sind eigentlich Rauch und Flammen und die anderen Begleiterscheinungen zu sehen, Sir?»

«Der Brandherd dürfte ohne Zweifel noch nicht entdeckt sein. Aber die Hitze, die das Feuer ausstrahlt, hat bereits die Grenze des Erträglichen überschritten.»

«Ich glaube, es wird am besten sein, ich komme zu Ihnen hinüber», schlug ich rasch vor.

Sir Lancelot hatte die Klimaanlage auf die maximale Winterhitze angeschaltet, als er versuchte, dem Ding die Radionachrichten zu entlocken. Ich brachte die Knöpfe wieder in Ordnung, aber entweder hatte auch ich sie verwechselt, oder Sir Lancelot hatte nicht der Versuchung widerstehen können, selbst ein wenig an ihnen herumzufummeln: als er mich zehn Minuten später abermals zu sich berief, war das Zimmer so kalt, daß sich an den Rändern seines Bartes Eiszapfen zu bilden begannen.

«Grimsdyke, ich könnte jetzt einen Drink vertragen», erklärte er, sich auf die Hände blasend.

«Genau das Richtige, um die Körpertemperatur wieder auf gleich zu bringen, Sir», bekräftigte ich.

Nicht einmal der Drink vermochte ihn aufzuheitern. New York mag ja der lebendigste Ort der Welt sein, doch alle seine Bars sind düstere, schuldbewußte kleine Löcher, mit ausgedienten Gefängniswärtern des Alcatraz bemannt. Wahrscheinlich kommt das daher, daß es den New Yorkern nie gelungen ist, die Prohibition ganz aus dem Blut zu bekommen. Für den Mann von der Madison Avenue gibt's keine gemütliche Maß Bier mit einem Spielchen und einem Plausch über die Ernteaussichten. Er schleicht herein, schüttet einen hinter die Binde, und schleicht wieder hinaus – er betrachtet das Trinken als eine jener notwendigen, aber eher widerwärtigen regelmäßigen Betätigungen wie etwa das Herausschneiden eines Hühnerauges.

«Scotch Whisky sollte nie eine niedrigere Temperatur haben als schottischer Branntwein», knurrte der Chirurg, als der Alcatraz-Kerl den Knopf einer Maschine drückte, die daraufhin wie eine brave Henne Eiswürfel zu legen begann.

Selbstverständlich hat keinem New Yorker je in seinem Leben ein Drink richtig geschmeckt, denn sämtliche Erfrischungen werden so kalt serviert, daß sie unverzüglich die Geschmackspapillen lähmen; die Dry Martinis haben die Temperatur von flüssigem Sauerstoff. Weiter beklagte sich Sir Lancelot über die leise Musik, die überall gespielt wird, selbst in der Herrentoilette, und schließlich erkundigte er sich, wer denn dieser Mr. Rheingold sei, dessen Tochter so populär war.

Ich brachte es zustande, den alten Knaben durch das Dinner in einem Restaurant zu schleusen, dessen Speisekarte das Format einer Zeitung hatte. Dort servierte man Bratkartoffeln in der Größe von Kopfkissen und Steaks, die man nur hätte aufessen können, wenn man knapp vorher vierzehn Tage in offenem Boot dahingetrieben wäre.

«Allmächtiger», murmelte Sir Lancelot, als der Kellner fragte, ob er nicht das Mahl mit einer Haustorte beschließen wolle, nach dem Rezept seiner Mutter.

Bevor er sich noch über die Rechnung und den Kaffee beschwert hatte, begann ich zu verstehen, daß sich Sir Lancelot ebenso mühsam durch das vielfältige New Yorker Leben steuern lassen würde wie ein Ford-T-Modell durch den Verkehr des Broadway.

4

Zeitig am nächsten Morgen ging ich Sir Lancelot zur Konferenz abholen; ich fand ihn in Hosenträgern und gereizter Stimmung.

«Guten Morgen, Sir», begrüßte ich den alten Knaben aufgeräumt. «Laut den Fernsehnachrichten wird's, durch freundliche Vermittlung von Schaum-Schaum-Seife, ein strahlender Tag werden.»

Er knurrte.

«Hoffentlich haben Sie auf Ihrer Pompadour-Faulenzer-Couch angenehm geschlafen, Sir?»

«Archbold», brummte der Chirurg, «der die Nacht damit verbracht hatte, sich per Flugzeug zur Visite eines Fleischkonservenerzeugers nach Chikago zu begeben, bestand darauf, die einzelnen Punkte der Konferenz bei einem ‹Arbeitsfrühstück› – wie er es nannte – zu besprechen. Meiner Ansicht nach ist es ein Unding, irgend etwas bei einem Frühstück zu besprechen. Das Frühstück ist keine Mahlzeit. Es ist eine jener intimen morgendlichen Riten, die nötig sind, um einen für die Tagesarbeit auszurüsten.»

Da ich selbst zu jenen Leuten gehöre, die eine kleine Ankurbelung am Morgen brauchen, sprach er mir aus dem Herzen.

«Leider kommen sich unsere amerikanischen Brüder frustriert vor, weil es ihnen bisher nicht gelungen ist, einen Fünfundzwanzigstundentag zu erfinden, Sir», bemerkte ich. «Hoffentlich war das Frühstück anständig?»

Sir Lancelot zuckte die Achseln. «Ich bestellte laut Speisekarte ‹Sonnenwarme gemahlene vitaminangereichterte Weizenähren aus Oklahoma›, und ein ‹Dampfheißes farmfrisches Geschenk einer frohen Henne›. Serviert bekam ich einen Teller Getreideflocken und ein weiches Ei.»

Ein Blick auf sein Tablett überzeugte mich, daß die Hoteldirektion versucht hatte, ein übriges zu tun, indem sie eine bunte Papiermütze mit der Aufschrift «Guten Morgen, Leutchen!» hinzugefügt hatte, sowie ein Päckchen Abreißzünder, auf dessen Deckblatt ein an Hypertrophie der Brustdrüsen leidendes Mädchen dargestellt war, ein Blatt schwarzgerändertes Papier mit dem Titelkopf «Ihre zweiundsechzigste Gardinenpredigt für heute» und eine mit Schleifen aufgeputzte Plastikschachtel, die eine rosa Nelke als Knopflochschmuck enthielt.

«Kein Gentleman», beschloß Sir Lancelot traurig seine Ausführungen, «würde es selbstverständlich je in Erwägung ziehen, etwas anderes als eine *rote* Nelke ins Knopfloch zu stecken.»

Wir glitten im Expreßlift zur Straße hinab, und dort war's entsprechend gemütlich, denn in Amerika, wo alles, was geschieht, ordentlich geschieht, gibt's nicht nur eine richtige Hitze, sondern auch die richtige Feuchtigkeit dazu. Wir nahmen ein Taxi, der Chauffeur setzte uns über die internationale Lage ins Bild, und wir trafen zur Konferenz im Freiheitssaal des Washington-Herxheimer-Hotels ein.

Schon zu Beginn der Prozedur überlief mich ein Frösteln, das nichts mit der Klimaanlage zu tun hatte.

Ich habe nicht das geringste gegen medizinische Kongresse einzuwenden, solange sie richtig aufgezogen sind. Bei einem Ärztetreffen in London wird natürlich stets eine größere Räumlichkeit zur Verfügung gestellt, wo die wenigen Unentwegten einander lauschen, wenn die verkehrt eingelegten zersprungenen Dias des langen und breiten erörtert werden. Die übrigen Ärzte nehmen die Chance wahr, abzuhauen und Golf zu spielen oder mit ihren Kollegen außer Sichtweite ihrer Patienten einen heben zu gehen.

Aber wenn amerikanische Ärzte eine Konferenz abhalten, dann ist's ihnen damit heiliger Ernst. Ich zeigte mich bei jedem Treffen, schlug mich jedoch sachte in die Büsche, sobald Archbold mit seiner präsidialen Ansprache das Startzeichen gegeben hatte; auf diese Weise konnte ich drei vergnügte Wochen verbringen und mir die Sehenswürdigkeiten New Yorks ansehen, wie etwa Jack Dempseys Bar und die verschiedenen Varietés. Doch diese Enthusiasten hämmerten von acht Uhr früh bis sechs Uhr abends an die Pforte der Wissenschaft, und legten nur mittags eine einstündige Pause ein, um Waffle-Burgers und Coca-Cola zu sich zu nehmen. Ein jeder, der die Rednerbühne mit einer Aktenmappe betrat, die dünner war als das Manhattan-Telefonbuch, galt als Verräter an der großen Tradition amerikanischer Redekunst.

«Besten Dank, Grimsdyke, daß Sie mir einen Fußtritt gegeben haben, als ich zu schnarchen begann», sagte Sir Lancelot, als wir am Ende des ersten Tages entlassen wurden.

«Nicht der Rede wert, Sir. Freue mich stets, einen internationalen Zwischenfall vermeiden zu können.»

«War leider Gottes Jahre hindurch in einem traurigen Irrtum befangen», seufzte er, «wenn ich im St. Swithin lehrte, jeder Mensch könne seine gesamten Kenntnisse in irgendeinem wissenschaftlichen Fach auf einer Postkarte ausdrücken. Wie jedoch ein Wirtschaftskapitän oder sonst wer sich in dieser Stadt je völlig wohlauf fühlen kann, übersteigt mein Fassungsvermögen.»

Er deutete mit seinem Schirm auf ein Plakat beim Eingang zur Untergrundbahn, das kundtat, daß wir in die Nationale Nierenstein-Woche eingetreten seien, während nach anderen Plakaten zu urteilen die Bürger New Yorks eben die Nationale Lähmungs-Woche hinter sich gebracht hatten und nach dem Sonntag einer munteren Schizophrenie-Woche entgegenblicken konnten.

«Unsere amerikanischen Brüder sind durch die klinischen Beiträge in *Reader's Digest* ständig auf dem laufenden und betrachten das Magazin *Time* als den größten Heilkünstler, Sir», bemerkte ich. «Die würden nie einen Groschen für unsere lieben alten britischen Wohlfahrtsorganisationen blechen, mit ihren Aufrufen ‹Legt einen Penny für den notleidenden Landadel beiseite› oder ‹Unser Dach hat ein Loch›.»

«Bestimmt haben sie ein Auge für klinische Details. Selbst in der Sterberubrik der Zeitungen. Die *New York Times* erinnerte mich heute früh stellenweise geradezu an den ‹Leitfaden für Pathologen›.»

Ich nickte. «Vor allem deshalb, weil die Bestattungsunternehmen ihre verlockenden Inserate einstreuen, in denen sie den Leser einladen, sich bei ihnen für das Jenseits bestens zurechtmachen zu lassen. Könnte mir denken, daß einem Wirtschaftskapitän beim Frühstück ziemlich anders zumute wird, vor allem an einem heißen Morgen und wenn er einen Kater hat.»

«Eigenartig», meinte Sir Lancelot versonnen, während er ein Taxi heranwinkte, «daß hier jeder Mensch den Tod so tierisch ernst nimmt.»

Aber unsere amerikanischen Brüder verbringen ihre Tage nicht nur damit, sich auf ihr todschickes Begräbnis zu freuen, ebensowenig wie wir die unsern damit verbringen – wie sie es so gerne wahrhaben wollen –, zwischen einem Grotesktanz und ein bißchen Ahnenforschung in schmucken Hemden an den Türen unserer strohgedeckten Landhäuschen zu stehen und unseren Kirchenvorstehern schönzutun. Die Wolken der Redekunst wurden ständig von den Blitzen nächtlicher Gastlichkeit erhellt, und nach einer Woche begann selbst Sir Lancelot der Neuen Welt Konzessionen zu machen, indem er Scotch-on-the-Rocks trank und Archbold mit dessen Rufnamen anredete. Allerdings lehnte er es noch immer ab, wie Dr. Kildare in weißem Kittel und Hose Archbolds Privatklinik zu besuchen – er wollte, wie er sagte, nicht wie ein Friseur aus dem West End herumrennen. Er hatte es ja seit Jahren nicht für nötig befunden, anders auszusehen als Sir Lancelot Spratt.

Unsere amerikanischen Brüder nannten ihn unentwegt «Lance» und fragten ihm bezüglich unseres Nationalen Gesundheitsdienstes die Seele aus dem Leib, obgleich sie nicht verhehlten, daß einer, der mit einem Mundvoll Gratiszähnen herumlief, die großen Traditionen der westlichen Demokratie unterminierte.

«Jetzt ist's vier Uhr», verkündete Sir Lancelot, indem er am Samstag nachmittag – der für Stadtbesichtigungen freigegeben war – mitten auf der Fifth Avenue seine Uhr aufschnappen ließ, «und ich hätte, wie ich gestehen muß, nichts gegen eine geruhsame Tasse Tee einzuwenden.»

Der alte Knabe hatte einen ermüdenden Tag hinter sich; fast wäre er von einem jener schwerbewaffneten Burschen niedergeschossen worden, die in New York dazu da sind, gewisse Leute daran zu hindern, sich in den Banken selbst zu bedienen, und herauszufinden, wo die Züge im Zentralbahnhof versteckt werden. Und die Hitze war so groß, daß ich mir einbildete, sie dringe selbst in die Martinis ein.

«Falls man in diesem Stein gewordenen Niagarafall überhaupt so etwas wie Tee bekommen kann», fügte er zweifelnd hinzu.

«Dieses Lokal dort drüben sieht recht ruhig aus», schlug ich vor, auf ein Neonzeichen weisend. «‹Hafen der Ruhe› heißt es.»

«Das würde mir ausgezeichnet passen.»

Bei Gott, das Lokal nahm uns sofort für sich ein, als wir vom brodelnden Gehsteig weg unter seine gestreiften Markisen getreten und durch die dicke Glastür in die Segnungen der Klimaanlage eingedrungen waren.

«Sehr anständiges kleines Hotel», lobte Sir Lancelot, indem er sich billigend in der Vorhalle umsah.

«Gerade der richtige Ort, um ein langes kühles Bier zu trinken», bestätigte ich.

Die Vorhalle war in ruhigem Purpurrot gehalten, einige gut frisierte Blumenbuketts standen gefällig in den Ecken verteilt. Natürlich fehlte auch hier nicht Musik, aber statt *Top Hat* und *South Pacific* war's eine leise und liebliche Melodie, die ruhig auf einer Orgel gespielt wurde. Und was das Beste war: kein Mensch ließ sich ringsum blicken, eine angenehme Abwechslung gegen unsere eigene Hotelhalle, in der es früh und spät von Koffern und Menschen wimmelte.

«Keine große Bewegung», konstatierte ich. «Wahrscheinlich wird das Büfett auf dem Dach sein.»

«Wissen Sie was, Grimsdyke», ließ sich Sir Lancelot plötzlich vernehmen, «ich habe große Lust, für den Rest der Konferenz mein Quartier hierher zu verlegen. Sie bleiben natürlich, wo Sie sind. Dies hier wäre viel zu ruhig für Sie. Aber mir behagt es hier ungemein.»

In diesem Augenblick öffnete sich eine purpurne Tür mit der Aufschrift «Reception», und es erschien ein magerer blasser Mann mit weißem Haar, dem üblichen schwarzen Jackett und gestreifter Hose.

«Guten Tag, meine Herren», sagte er in gedämpftem und respektvollem Ton, der Sir Lancelot unendlich behagte. «Mein Name ist Ed Samboys, ich leite das Unternehmen hier. Darf ich fragen, wen Sie sehen wollen?»

«Wir wollen niemanden sehen», sagte ich.

«Ach so», murmelte der Direktor.

«Ich wollte nur fragen», sagte Sir Lancelot, «ob Sie zufällig einen Raum frei haben.»

Mr. Samboys ließ einen Seufzer entweichen.

«Bedauere aufrichtig, Sir, aber derzeit sind unsere sämtlichen Räume besetzt.»

«Ich brauche bloß ein Zimmer für eine Person», erklärte Sir Lancelot. «Nicht für zwei.»

Der Direktor schien auf diese Worte hin leicht bestürzt zu sein, entschuldigte sich jedoch: «Zu dieser Jahreszeit herrscht bei uns Hochbetrieb, Sir. Wahrscheinlich wegen der plötzlichen Hitze.»

«Durchaus möglich», bekräftigte der Chirurg. «Wären jetzt Bekannte von mir in New York, würde ich alles daransetzen, sie in Ihre kühlen Räume einzuquartieren. Ihr Etablissement macht einen ausgezeichneten Eindruck auf mich.»

Mr. Samboys verbeugte sich.

«Könnte ich vielleicht für später ein Zimmer buchen?»

Der Direktor lächelte und rieb sich beflissen die Hände.

«Das können Sie, Sir, wir raten den Leuten stets, an die Zukunft zu denken.»

«Klar.»

«Für wen wäre der Raum, Sir?»

Sir Lancelot runzelte leicht die Stirn. «Für mich, selbstverständlich. Sie können mir doch hoffentlich ein fixes Datum nennen? Ich brauche ihn recht bald.»

Mr. Samboys' Lächeln riß ab.

«So bald schon, Sir?»

«Gewiß», sagte Sir Lancelot kurz. «Spätestens in ein bis zwei Tagen. Ich wäre durchaus bereit, schon jetzt einzuziehen.»

«Ach, armer Junge», stammelte der Direktor. «Sie armer Junge.»

«Sagen Sie mal», schaltete ich mich ein, ich war bereits recht durstig. «Könnten Sie mich vielleicht mit einem Glas Bier versorgen?»

Das Gesicht des Direktors zog sich noch mehr in die Länge. «Ein Bier? Ausgerechnet jetzt?»

«Ja, natürlich. Wo ist die Bar?»

«Hören Sie mal», rief Mr. Samboys, «wißt ihr Burschen denn nicht, wo ihr seid?»

«Zum Teufel», explodierte Sir Lancelot. «Das ist das Hotel zum ‹Hafen der Ruhe› –»

«Das ist der Bestattungssalon zum ‹Hafen der Ruhe›, bitte sehr», sagte der Direktor und starrte uns wütend an.

«Grimsdyke!» zischte Sir Lancelot.

«Tut mir leid», entschuldigte ich mich. «Falsche Hausnummer.»

«He, wartet doch!» Als wir uns zur Tür wandten, setzte Mr. Samboys sein Lächeln wieder auf und rieb sich erneut die Hände. «Die Herren müssen an die Zukunft denken! Yes, Sir! Und unsere Zahlungsbedingungen sind äußerst kulant. Wir haben hier in New York City bereits fünf Generationen begraben. Haben uns einen guten Namen wegen der Rücksichtnahme auf die Gefühle der trauernd Hinterbliebenen gemacht, vor allem in finanzieller Hinsicht. Unsere prächtig ausgestatteten, mit Klimaanlage versehenen Appartements erstrecken sich über zwanzig Stockwerke –»

Sir Lancelot packte die Türklinke.

«Heute kein Bedarf», sagte ich dem Mann.

«Aber hört doch mal. Wir machen einen erstklassigen Einbalsamierungsjob zu angenehmen Raten.» Mr. Samboys lächelte gewinnend. «Stirb heute, zahle später, sozusagen.»

«Besten Dank!» brüllte Sir Lancelot.

«Mein Freund», erklärte ich Mr. Samboys, «hält es lieber mit dem Do-it-yourself.»

Wir traten auf den sengenden Gehsteig hinaus.

«Peinliche Sache», murmelte Sir Lancelot. «Verdammt peinlich.»

«Etwas Gutes ist dran, Sir», tröstete ich ihn. «Endlich haben Sie die einzige Bude in New York kennengelernt, in der nicht sämtliche Räume mit Fernsehgeräten ausgestattet sind.»

5

Gegen drei Uhr morgens klingelte das Telefon auf meinem Nachtkästchen.

«Grimsdyke? Hier Spratt.»

«Oh, hallo, Sir Lancelot.» Zu dieser Morgenstunde war ich natürlich recht verkatert. «Sie sind doch nicht am Ende noch immer bei der Konferenz für Wirtschaftliche Wirkstoffe für Wirtschaftskapitäne?»

«Ich bin bei keiner verdammten Konferenz. Ich bin im Gefängnis.»

«In *was* sind Sie, Sir?»

«Im Gefängnis, Sie Esel! Hören Sie mich nicht?»

«Ja doch, natürlich, Sir.»

Nach dem «Hafen der Ruhe» hatte ich mich daran gewöhnt, daß in New York überraschende Dinge in einem Tempo passierten, mit dem sich «Alice im Wunderland» bei weitem nicht messen konnte. Dennoch vernahm ich mit einiger Verstörung, daß der emeritierte Chefchirurg des St.-Swithin-Spitals soeben im Kittchen gelandet war.

«Soll ich – soll ich nach dem britischen Gesandten senden, Sir?»

«Ich bezweifle stark, daß man Seine Exzellenz aus dem Schlummer wecken würde, um in diese Krise persönlich einzugreifen. Kommen Sie gefälligst her, und zwar möglichst rasch, um mich von hier herauszuholen.»

«Um Sie herauszuholen, Sir?»

«Würden Sie die Güte haben, Mensch, mit diesem aufreizenden Geblöke am anderen Ende der Leitung aufzuhören?»

Der alte Knabe war ein bißchen verstimmt, begreiflich.

«Will sagen: wo befinden Sie sich denn, Sir?»

«Augenblicklich befinde ich mich im Winkel eines äußerst unbehaglichen und überheizten Raumes und in der Gesellschaft einer großen Menge sehr wenig einnehmender Personen, deren bösartiges Aussehen meiner Meinung nach von dem der herumstehenden, mit geladenen Feuerwaffen versehenden Polizisten noch übertroffen wird.»

«Großer Gott, Sir.»

«Sie finden mich in der Polizeiwache an der Ecke Sechsundachtzigste Straße – First Avenue, in der sogenannten East Side. Seien Sie so gut, Ihr Bett augenblicklich zu verlassen.»

«Ja, gleich, Sir.»

«Und, Grimsdyke –»

«Ja, Sir?»

«Erwähnen Sie niemandem gegenüber ein Sterbenswörtchen von dieser Sache.»

«Nein, natürlich nicht, Sir.»

«Danke. Die Taxifahrt bekommen Sie vergütet.»

Ich drehte das Licht an und griff nach meiner Hose; mir war wie einem nervösen französischen Revolutionär am Morgen des 14. Juli zumute.

«Bin gar nicht böse, für heute abend keine Verabredung zu haben», waren Sir Lancelots letzte Worte zu mir gewesen, als wir früher am Tag bei einem Scotch in der Alkoholgrotte saßen; er hatte ein Gähnen dabei unterdrückt. «Archbold hat mich zum Dinner eingeladen, mußte aber in seiner Privatjacht hinausfahren, um einen Filmproduzenten, der auf der *Queen Elizabeth* eingetroffen war, zu untersuchen. Ich fürchte sowieso, daß das gestrige Dinner mit vollbesetztem Symphonieorchester und Wasserkabarett meine Kräfte etwas überstiegen hat. Ich werde mich heute abend auf eine leichte Mahlzeit in einem Etablissement beschränken, das, glaube ich, den Namen ‹Hamburger Himmelreich› führt. Sie, Grimsdyke, ziehen bestimmt Ihr eigenes Vorhaben vor, ich dränge Sie daher keineswegs, mich zu begleiten.»

Ich hingegen war derart davon erschöpft, Sir Lancelot eine volle Woche am Gängelband geführt zu haben, daß ich im Hotel-Grill bloß einem «Proteinreichen Riesenhappen von mit Milch großgezogenem Widder mit mannsgroßem Markbein» (lies Hammelkotelett) zusprach, zu Bett ging, den Fernsehapparat einschaltete, mir die Spät-Schau, die Spät-Spät-Schau, und möglicherweise auch die Früh-Früh-Schau ansah, worauf ich süß entschlummerte.

Und nun befand ich mich unterwegs zum Kittchen und fragte mich, welcher Art Verbrechen Sir Lancelot begangen hatte, bevor er eingelocht worden war.

War er vielleicht fälschlich für einen führenden New Yorker Gangster angesehen worden? Aber sämtliche führende New Yorker Gangster sind um die sechzehn. Dann bedachte ich, daß es heutzutage gar nicht so schwer ist, ins Kittchen zu kommen, bei dieser Einkommensteuer und der Art, wie manche Leute die Straße zu überqueren versuchen. Und vor allem die New Yorker Gefängnisse sind der breiten Öffentlichkeit leicht zugänglich, werden doch die weniger angesehenen Leute von der Polizei so schief angesehen, daß jeder Krawall Massenarretierungen zur Folge hat; erst nachher werden die Leutchen aussortiert.

Die Polizeiwache war leicht zu finden; sie war, wie alle New Yorker Vergnügungsstätten, zu dieser Stunde einer Samstagnacht in vollem Betrieb und erfreute sich eines blühenden Geschäftsganges – in Manhattan ist selbstverständlich seit Jahren niemand zu Bett gegangen. Ich schritt an den Fotos jener Burschen vorbei, mit denen die Behörden gerne ein Wörtchen geredet hätten, und näherte mich dann vorsichtig einem Schreibtisch, hinter dem ein Polyp saß – ein dicker, kahlköpfiger, schwarzer Kerl, dessen Ausdruck darauf schließen ließ, daß er sämtliche Laster der Welt kennengelernt hatte und, wie Kaiser Nero, ihrer ziemlich müde geworden war.

«Yeah?» machte der Polyp.

«Äh – guten Abend, Officer.»

«Yeah.»

Es war nicht leicht, den Anfang zu machen.

«Mein Name ist Dr. Grimsdyke.»

«Yeah?»

Der Polyp hatte ein Stück Kaugummi im Mund.

«Ich spreche wegen des Häftlings Spratt vor.»

«Ah, yeah.»

Der Polyp heiterte sich auf, wie Kaiser Nero, der nach seinem Instrument griff, als er das Knistern der Flammen hörte.

«Sind Sie ein Psychiater?» fragte er.

«Ein Psychiater? Nein, eigentlich nicht.»

«Denn ein Psychiater ist's, was dieser Kerl braucht. Yes, Sir. Der hat einen ausgewachsenen Hieb!»

«Ein bißchen exzentrisch ist er wohl», räumte ich ein. «Aber durchaus keine Gefahr für die Öffentlichkeit.»

«Hören Sie mal! Erst erklärte der Kerl, er ist ein englischer Lord –»

«Ein englischer Ritter. Wie die Kumpane König Artus' im Fernsehen.»

«Dann sagt der Kerl, er ist ein berühmter englischer Doktor. Das geht mir nicht ein. Sitzen denn die Lords nicht den ganzen Tag lang mit goldenen Kronen auf dem Kopf herum und essen Kekse?»

Unsere amerikanischen Brüder haben bisweilen recht nebelhafte Vorstellungen vom Leben der englischen Adeligen, wahrscheinlich infolge dieser Gin-Reklamen. Doch erschien mir im Moment nicht angebracht, die Feinheiten des Adelsalmanachs näher zu erklären, und ich fragte daher nur:

«Wie lautet die – äh – Anklage, Officer?»

«Ah, yeah.»

Nun sah der Polyp wie Kaiser Nero mit einer zerrissenen Saite aus, just als der Brand richtig in Schwung kam.

«Die Anklage lautet auf Behinderung eines Polizeiorgans in der Ausübung seiner Pflichten und Gebrauch schmutziger Worte auf dem Gehsteig. He, O'Reilly», wandte er sich an einen anderen Polypen. «Bring den Spratt herein.»

Binnen weniger Minuten erschien Sir Lancelot in einem mit Stahlgitter abgegrenzten Gang, der zum Besuchsraum führte. Wie nicht anders erwartet, hatte ein Aufenthalt im Kühlen die Temperatur seines Gemüts noch weiter angefacht. Er maß Kaiser Nero mit seinen Blicken. Sein Bart zitterte wie der eines Terriers angesichts des Briefträgers. Er bebte vor Empörung bis zur Krücke seines Regenschirms.

«Äußerst gütig von Ihnen, herzukommen, Grimsdyke», schnaubte er. «Wollen Sie gefälligst diesen Wachleuten auseinandersetzen, wer ich bin, damit mir weitere Unerträglichkeiten dieser würdelosen Situation erspart werden und wir beide in dieser Nacht noch zu ein wenig Schlaf kommen können.»

«Warum führen Sie keinen Paß bei sich?» fragte der Polyp.

«Weil ich es, mein Guter, noch nie in meinem Leben für nötig befunden habe, mit einem Wisch Papier herumzulaufen, der erklärt, wer ich bin.»

«Sie haben auf dem Gehsteig schmutzige Worte gebraucht», beharrte der Polyp.

«Ich bediene mich auf dem Gehsteig bestimmt keiner schmutzigen Worte. Ich habe mich noch nie und nirgend in meinem Leben schmutziger Worte bedient.»

«Sie haben den patrouillierenden Polizisten einen unverschämten Schreihals genannt.» Der Polyp nahm seinen Kaugummi heraus und musterte ihn traurig, als wäre er ein liebes, altes, treues Hündchen, das knapp vor dem Umstehen war. «Das klingt mir mächtig nach schmutzigen Worten.»

Ich begann zu verstehen, worum es ging, und meine Unruhe wurde nicht geringer. Mit englischen Sicherheitsorganen kann man immer ein bißchen zu unterhandeln versuchen, ohne dabei böse Folgen gewärtigen zu müssen. Aber mit der New Yorker Polizei muß man vorsichtig sein; man bedenke, daß die Burschen verdammt große Stöcke schwingen und um die Mitte mit Revolverkugeln gespickt sind; an heißen Nachmittagen besteht direkt die Gefahr, daß sie wie Raketen in die Luft gehen.

Sir Lancelot schlug mit seinem Schirm auf den Tisch. «Der Wachmann versuchte, mich mit Gewalt am Überqueren der Straße zu hindern.»

«Yeah. Das Verkehrszeichen signalisierte ‹Nicht gehen›.»

«In meinem Alter», erklärte der Chirurg, sich zu voller Größe aufrichtend, «glaube ich zu wissen, wie man eine Straße überquert.»

«Sollten Sie», knurrte der Polyp.

Amerika mag ja das Land der Freiheit sein, aber auf die traditionelle Freiheit der britischen Untertanen, über die Fahrbahn zu wandern und einander unter die Autobusse zu stoßen, sind die Amerikaner nicht gut zu sprechen.

«Der Polizist versuchte Sie daran zu hindern, allein im Central Park spazierenzugehen», erklärte der Polyp müde.

«Und warum sollte ich das nicht, bitte sehr?» donnerte Sir Lancelot. «Vor dem Schlafengehen mache ich gern einen kleinen Spaziergang im Park.»

«Bruder! Wenn Sie in der Nacht im Central Park herumstreifen, landen Sie todsicher nirgendwoanders als in der Leichenkammer.»

Was sollte ich noch sagen? Unsere amerikanischen Brüder sind natürlich schrecklich gescheite Leute und werden bald auf den äußeren Planeten spazierengehen. Aber so weit sind sie noch nicht, daß man nach Einbruch der Dämmerung durch den Central Park wandern kann, ohne von seiten der weniger ehrenwerten Bürger einen Raubüberfall zu riskieren.

«Ich wünsche Ihren Vorgesetzten zu sprechen», befahl Sir Lancelot.

«Der Vorgesetzte bin ich hier.»

«Ich verlange auf der Stelle in Freiheit gesetzt zu werden.»

«O'Reilly», sagte der Polyp mit der Miene Kaiser Neros, wenn er die Gladiatoren satt hatte und sich lieber den Auseinandersetzungen der Christen und Löwen zuwenden wollte, «führen Sie den Burschen in die Gummizelle.»

«Hören Sie», schaltete ich mich ein, nun auf Alarmstufe eins, «so etwas können Sie nicht tun.»

«Yeah? Wer sagt das?»

«Ich», erklärte ich mannhaft.

«O'Reilly, führen Sie auch diesen Burschen in den Narrenkäfig hinunter.»

«Will sagen, Officer», korrigierte ich mich, «es dürfte hier ein kleines Mißverständnis –»

«Hopphopp», knurrte O'Reilly, der an die zweieinhalb Meter groß und ausreichend bewaffnet zu sein schien, um einen Panzerwagen aufzuhalten.

«Nur eine Minute –»

«Hopphopp, sag ich.»

Wir wären wohl beide in Zwangsjacken nach Sing-Sing verfrachtet worden, hätte sich nicht plötzlich der Cadillac mit Klimaanlage gezeigt, aus dem Dr. Archbold wie ein Pfeil zu uns hereinschoß.

«Großer Gott, was hat der hier zu suchen?» rief Sir Lancelot.

Ich stieß einen abgrundtiefen Seufzer aus.

«Ich habe mir die Freiheit genommen, Sir, vom Hotel aus Dr. Archbolds Appartement anzurufen.»

Sir Lancelot durchbohrte mich mit seinem Blick. «Das taten Sie trotz meinen strikten und ausdrücklichen Instruktionen –»

«Ich bitte um Verzeihung, Sir.»

«Wie konnten Sie sich unterstehen, Grimsdyke!»

«Ich bitte um Verzeihung, Sir.»

«Wir beide werden am Morgen noch ein Wörtchen miteinander zu reden haben, seien Sie dessen sicher! Ich verstehe wirklich nicht mehr, wohin das alles noch führen wird. Kein Mensch schenkt dem, was ich sage, die geringste Beachtung.»

Damit, fühlte ich, hatte der alte Knabe den Finger auf die Wunde gelegt.

Dr. Archbold – der Präsident persönlich hätte keinen größeren Eindruck machen können – brachte die Dinge rasch in Ordnung, und nach ein paar Minuten entschwebten wir mit ihm im Cadillac mit Klimaanlage.

«Mensch, Lancelot, tut mir mächtig leid, daß solch ein Mißgriff passieren konnte», versuchte ihn unser Gastgeber zu trösten.

Sir Lancelot knurrte.

«New York ist gewiß eine verwirrende Stadt. Yes, Sir», meditierte Archbold. «Finde, Sie brauchen ein bißchen Entspannung – wie wär's, wenn meine Boeing Sie morgen auf meine Ranch in Colorado brächte?»

«Äußerst gütig von ihnen, Archbold, aber ich glaube wirklich nicht –»

«Mensch, Sie werden's drunten wie zu Hause finden. Hab dort einen Butler vom Buckingham-Palast zur Bedienung. Lassen Sie sich's wohlsein und strolchen Sie ein bißchen in einem meiner Hubschrauber herum.»

«Aber die Konferenz», wandte Sir Lancelot ein.

«Ist doch wurscht, die schalten wir auf meinen Fernseh-Privatkanal um.» Plötzlich verdüsterte sich Archbolds Gesicht. «Es macht Ihnen doch nichts aus, wenn Sie sie nicht in Farbe kriegen, hm?»

«Allmächtiger», stammelte Sir Lancelot. «Allmächtiger.»

6

Als ich morgens an Sir Lancelots Tür klopfte, fand ich ihn in Hosenträgern beim Frühstück sitzen: «Gesunde schottische Kraftnahrung mit dem geballten Sonnenschein Floridas» (Porridge mit Grapefruit).

«Grimsdyke», empfing er mich düster, «mir ist wie nach einem bösen Traum.»

«Machen Sie sich keine Sorgen, Sir», versuchte ich ihn aufzuheitern. «Diese Geschichte wird nie St. Swithin erreichen. Zugegeben, ich hab Freund Archbold ins Vertrauen gezogen, aber für gewöhnlich bin ich der verschwiegenste Mensch auf der Welt.»

«Sie sind weit davon entfernt», sagte er müde. «Wiewohl ich glaube, daß Sie diesmal den Mund halten werden. Ihr besseres Ich wird sich, zumindest um seines Wohlergehens willen, mir verpflichtet fühlen.»

Ich bemerkte, daß sein Koffer gepackt war.

«Wann geht's los nach Colorado, Sir?»

«Ich fahre nicht nach Colorado.»

«Nein?»

«Leider ruft mich ein Kabel zu einem wichtigen Fall nach London zurück.»

«Oh, wirklich? Welch ein Jammer. Wann kam es denn?»

«Das Kabel wird im Laufe des Vormittags, möglicherweise noch vor meiner Abreise eintreffen. Sie werden die Güte haben, es mit meinen entsprechenden Entschuldigungen Archbold zu zeigen und dem Rest der Konferenz allein beizuwohnen.» Nachdenklich biß Sir Lancelot in ein Stück «Brutzelheißes gebuttertes Lebenselixier». «Alles in allem, Grimsdyke, habe ich zu meinem Bedauern schon mehr als genug von der Gesundheit der Wirtschaftskapitäne.»

«So kam es, daß ich allein zurückfliege», erklärte ich Lucy Squiffington – meine Geschichte hatte ein gutes Stück des Atlantiks gedauert.

«Ach, Sie Armer! New York verdient mit Recht seinen Ruf, eine der aufregendsten Städte der Welt zu sein.»

«Oh, die Dinge beruhigten sich gewaltig, sobald einmal Sir Lancelot im Flugzeug saß. Danach machte ich vormittags regelmäßig einen Sprung zur Konferenz, verduftete dann im Materialaufzug und konnte mir auf diese Weise sämtliche Sehenswürdigkeiten New Yorks begucken.»

«Einschließlich der Varietés?» lächelte Lucy.

«Nein, jetzt haben sie geschlossen. Ich ging statt dessen zur UNO.»

Die Pastorstochter unterbrach unser Gespräch mit der Frage, ob wir britische Pässe hätten, wobei sie zu verstehen gab, andernfalls wäre es ein Pech.

«Aber von New York abgesehen, Lucy», wagte ich mich vor, «hat sich dieser ganze Ausflug schon dadurch ausgezahlt, daß ich das Glück hatte, Sie wiederzusehen.»

Großer Augenaufschlag. «Süß von Ihnen, Gaston.»

«Oft hab ich mir schon gewünscht, ich wäre in Whortleton so gescheit gewesen, Sie um Ihre Telefonnummer zu fragen.»

Sie lachte.

«Hören Sie, Lucy», drang ich in sie. «Wäre es nicht jammerschade, jetzt auf Nimmerwiedersehen auseinanderzugehen, nur weil unsere Flugbilletts abgelaufen sind? Könnten wir nicht einmal abends in der Stadt zu einem kleinen Drink zusammenkommen? Nur um der alten Zeiten willen?»

«Aber natürlich, Gaston. Rasend gern.»

«Meinen Sie das im Ernst?» Mir wurde plötzlich innerlich ganz warm, als hätte ich einen Sonnenuntergang geschluckt. «Hier meine Adresse und meine Telefonnummer.» Ich kritzelte sie auf ein Stück des wasserabstoßenden Papiersäckchens, das auf dem Vordersitz befestigt war. «Hab draußen in Chelsea eine kleine Wohnung – einen adaptierten Stall.»

«Das klingt ja schrecklich romantisch.»

«Ist es aber in Wirklichkeit nicht. Nichts weiter als eine Pferdekrippe.»

«Gürtel festschnallen, Rauchen verboten», verkündete die Pastorstochter über die Sprechanlage. «Wir hoffen, daß Sie einen angenehmen Flug gehabt haben.»

Einen angenehmen Flug? dachte ich. Soweit es mich betraf, wäre ich jetzt gerne weiter rund um die Welt geflogen.

Nichts ist besser geeignet, einen zur Erde herunterzuholen als ein Flughafen. Vom eiskalten Regen abgesehen, der über das Rollfeld fegte, weiteren wichtigtuerischen Mädchen in Uniform und den Zollbeamten, die einen so scharf mustern, als wäre man ein Piratenhäuptling nach einer gründlichen Rasur, war es rundum acht Uhr morgens, während es in meinem Inneren noch immer drei Uhr früh war. Davon ganz zu schweigen, daß sich der Effekt sämtlicher Gratis-Martinis jetzt verflüchtigte.

Lucy Squiffington verlor ich im Zollgebäude aus den Augen, und ich muß gestehen, daß es mir nicht einmal richtig leid tat. Inmitten der Menge sah ich sie in einen pflaumenfarbenen Rolls Royce steigen – mit farblich dazu abgestimmtem Chauffeur –, und nun kam es mir mit einemmal zu Bewußtsein, in was für einem Wolkenkuckucksheim ich gelebt hatte. Ich erinnerte mich, daß Papa Squiffington eine halbe Bank besaß, und wenn auch die Familie vermutlich dort nicht alle Tage vorsprechen und sich die Brieftaschen vollstopfen konnte, mußte Lucy die Männer anziehen wie ein Picknick die Wespen. Was konnte sie, umringt von eleganten Burschen mit klingenden Titeln und Schnurrbärtchen sowohl in London wie auf dem feudalen Landsitz, am schäbigen alten Grimsdyke in seinem zerknüllten Anzug und seinem Nylonhemd, das er am Abend zuvor zu waschen vergessen hatte, finden? Sobald sie festen Boden unter den Füßen hatte, mußte sich das arme Mädel wie Miranda gefühlt haben, als Caliban zudringlich wurde. Mir entfuhr ein kleiner Seufzer. Wenn man es recht bedenkt, gibt es auf Erden keinen besseren Gleichmacher als eine Reise erster Klasse.

Ich kletterte in den Flughafenbus, begierig, mich zu Hause zu rasieren und ein Bad zu nehmen. Außerdem mußte ich meine Braut anrufen.

7

«Hallo?» sprach ich in den Hörer. «Ist dort das Heim für kriminelle Mädchen?»

«Ja, hier sprechen die kriminellen Mädchen.»

«Könnten Sie mich vielleicht mit Miss Anemone verbinden?»

«Miss Anemone? Einen Moment, bitte.»

Ich stand in einer Ecke meiner Pferdekrippe, hielt in der einen Hand den Hörer und blätterte mit der anderen durch die Seiten der Tageszeitung – einem armen, anämischen Ding nach den *New York Times*, die jeden, der sie im Bett liest, glatt ersticken können und sonntags gerade zurecht kommen, wenn die Familie kampieren gehen will.

«Hallo?» tönte Anemones nette Stimme an mein Ohr.

«Hallo, Nenny! Gaston meldet sich wieder als Verkehrsteilnehmer.»

«Oh, Gaston! Wie war's in Cheltenham?»

«Fein, danke. Hat mich richtig auf Draht gebracht.»

«Das freut mich», sagte sie nett. «Wie war das Wetter?»

«Naja, bald so, bald so.»

«Und wie geht's deiner Großmama?»

«Die liebe Alte ist kolossal in Form. Von ihrem alten Rückenleiden abgesehen, selbstverständlich.»

«Ein einziges Mal hättest du mich schon anrufen können, Gaston», zankte Anemone mich aus, natürlich in ihrer netten Art.

«Aber ich sagte dir doch, Alte, Großmama will sich kein Telefon zulegen. Sie meint, es zieht bei Gewittern den Blitz an.»

«Ja, aber ... du hättest doch aus einem Telefonhäuschen sprechen können, nein, Gaston?»

Komisch, das wäre mir nie eingefallen.

«Oh, das hab ich ja getan. Leider Gottes hatte ich nicht das nötige Kleingeld bei mir. Hast du eine Ahnung, was für eine schrecklich komplizierte Kombination von Sixpence- und Shillingstücken erforderlich ist, um am Land interurban zu telefonieren!»

Kleine Pause.

«Willst du noch immer mit uns an die Küste fahren?» fragte Anemone weiter; auf die Sixpencestücke einzugehen hatte sie offenbar keine rechte Lust.

«Klar, Baby. Wird famos werden.»

«Du lieber Himmel, Gaston! Seit wann hast du diesen burschikosen amerikanischen Tonfall angenommen?»

«Das kommt von den Filmen. Hab in Cheltenham eine Unmenge Filme gesehen. Hatte sonst nichts anderes zu tun.»

«Mammi sagt, hoffentlich hast du dich nicht gelangweilt.»

«Lieb von ihr. Aber Oma ist für ihr Alter ein kolossaler Gesprächspartner.»

«Sie meint, hoffentlich hast du dich nicht so sehr gelangweilt, daß du trinken gegangen bist.»

«Kein Maß englisches Bier ist über meine Lippen geflossen.»

Unheimlich, wie wohl man sich fühlen kann, wenn man im Grunde die Wahrheit sagt.

«Muß jetzt auflegen», entschuldigte ich mich. «Die Luft ist dick von den Fäden, die ich jetzt, wo ich in der Stadt zurück bin, wieder aufnehmen muß.»

«Aber, Gaston, du sprichst, als kämst du von der anderen Seite der Welt.»

«So ist einem auch in Cheltenham zumute. Bye-bye, Nenny. Auf bald.»

«Lebwohl.»

Unbewußt wischte ich mit meinem Ärmel über den Hörer, als hätte ich ihn mit etwas Garstigem infiziert. Recht gemein von mir, mich einem so netten Mädel wie Anemone gegenüber derart zu benehmen. Ich machte einen tiefen Seufzer. Es war so bedauerlich wie das Ersäufen von Kätzchen oder das Frisieren des Steuerbekenntnisses, aber ebenso unvermeidbar.

Und Anemone war ja wirklich ein nettes Mädel. Jeder, der sie kennenlernte, sagte das.

«Welch nettes Mädchen, Frau Direktor Hilda Parkhouses Tochter», bemerkte mein Cousin Miles, der am Morgen nach einer Party in seinem Haus in Kensington, wo er uns miteinander bekannt gemacht hatte, bei mir vorsprach.

«Ja, ein sehr nettes Mädchen», bestätigte ich.

Und das war seltsam, denn sonst wichen unsere Vorstellungen von Frauen voneinander ab wie die Michelangelos von Epsteins.

«Bilde mir ein, Frau Direktor Hilda nahm erfreut die Aufmerksamkeiten zur Kenntnis, die du der jungen Dame erwiesen hast», bemerkte Miles mit seinem üblichen frostigen Lächeln.

«Oh, wirklich, hab ich das?»

Ich hatte Anemone eigentlich nur die aufgespießten Würstchen und die kleinen Fischhappen gereicht. Freilich fällt es einem leicht, unbegleiteten Blondinen bei Parties – selbst bei Miles' Fruchtsaft-Einladungen – Aufmerksamkeiten zu erweisen.

«Frau Direktor Hilda», setzte Miles fort, ein weiteres Lächeln aus seiner Tiefkühltruhe hervorholend, «fand, du seist ein reizender junger Mann.»

«In der Tat? Lieb von ihr.»

«Ich sagte natürlich nichts, was sie hätte desillusionieren können. Mir ist es lieber, Frau Direktor Hilda hält unsere Familie für eine Herde durchwegs weißer Schafe.»

Diese Bemerkung war typisch für Miles. Er gehörte zu jener Sorte Leute, die angesichts des Zerfalls des Britischen Weltreichs nur das eine bedauern: daß es künftig an trostlosen Kolonien mangeln werde, in die man Leute wie mich verschiffen konnte.

«Frau Direktor Hilda ist natürlich eine höchst bedeutsame Gestalt unserer Nation», setzte mein Cousin fort, als ich seine Anspielung ebensowenig beachtete wie einen Tennisball, der out war. «Ich glaube, sie könnte als persönliche Freundin des Premierministers sogar mir einen sicheren Sitz im Parlament verschaffen, wenn sie will. ‹Miles Grimsdyke, M. P.› – das wäre ein Spaß, wie? He? Ha ha!»

«Ha ha», sagte ich.

«Oder sogar die lebenslängliche Pairswürde, wie? Ha ha ha!»

«Ha ha ha», sagte ich.

«Ganz davon zu schweigen, daß sie seit eh und je eine vertraute Freundin von Lady Spratt ist. Bin überzeugt, sie könnte auf Sir Lancelot einen Druck ausüben, selbst für dich einen angesehenen Posten im Nationalen Gesundheitsdienst zu finden. Ha ha ha ha!»

«Ha», sagte ich.

Miles und Frau Direktor Hilda waren dicke Freunde geworden, als sie beide in der Königlichen Kommission zur Untersuchung der öffentlichen Moral saßen. Mein Cousin war ein ernsthafter Bursche, den die Familie nur dann in einem Atemzug mit mir erwähnte, wenn sie darauf hinweisen wollte, welch interessante Varianten es in bezug auf die Erblichkeit der Intelligenz gab. Er war nicht nur der jüngste Chirurg im Spezialistenstab des St.-Swithin-Spitals, sondern setzte sich auch gewaltig für die Abstützung unserer sozialen Rattenlöcher ein; ich glaube, er sah sich selbst in die Geschichtsbücher als den Mann eingehen, der unser Land endlich dadurch in Ordnung brachte, daß er verbot, nach acht Uhr abends ein Paket Zigaretten zu kaufen oder sonntags ein Shakespeare-Stück anzusehen.

Was Frau Direktor Hilda betraf, war sie eine wohlbekannte Strafrechtskonsulentin und ständig im Fernsehen zu bewundern, emsig damit beschäftigt, die überzähligen Fischlein auszusondern, die die Welle der Kriminalität an Land schwemmte. Zur Zeit von Miles' Party fanden er und Frau Direktor Hilda ihr höchstes Vergnügen darin, durch die Strafanstalten zu wandern und im Interesse der Regierung zu bestimmen, ob Kerle, die alte Damen um die Ecke brachten, wie schlimme Buben vermahnt oder lieber in den Tower geschafft und auf die Folter gespannt werden sollten.

Aber ich hätte mich nie mit Anemone verlobt oder sie sogar je wieder zu Gesicht bekommen, wäre nicht eine Reihe erstaunlicher Zufälle eingetreten.

Einige Abende nach der Party rief mich Miles an, um mir mitzuteilen, daß ihm ein Patient, dessen Magen er entfernt hatte, zwei Sitze für das neueste Musical geschickt habe; da er aber im St. Swithin eine dringende Blinddarmoperation durchzuführen habe, könnte ich sie vielleicht mit Anemone übernehmen?

«Anemone wohnt so selten den Vergnügungen der leichten Muse in London bei», erklärte er mir. «Das liebe Mädchen geht völlig darin auf, ihrer Mutter bei den kriminellen Mädchen von Yorkshire zu helfen.»

Das Musical gefiel mir recht gut, und Anemone war eine durchaus nette Begleiterin. Ihre Hübschheit war von jener blonden, gesunden und wetterbeständigen Art, die mit Recht in England so beliebt ist. Zwar glich ihre Kleidung einem schlecht zusammengerollten Regenschirm, aber sie sprach nicht sehr viel und lachte über alle meine Späße – natürlich verpaßte ich ihr nur die zimmerreinen.

Komisch, drei Tage später rief mich Miles abermals an, um mir zu sagen, er habe zwei Karten für das neue Lustspiel von einem Patienten bekommen, dessen Gallenblase er entfernt hatte, sei jedoch ins St. Swithin berufen worden, um eine Milzoperation vorzunehmen. Es war eine nette kleine Komödie, und Anemone und ich lachten aus vollem Herzen, aber mich erfaßte ehrliches Mitgefühl für Miles' verdammtes Pech, als er gleich am nächsten Abend telefonierte und erklärte, er habe von einem Patienten, dessen Warzen er entfernt hatte, zwei Logensitze für das Old Vic bekommen, könne aber nicht gehen, weil er zu einer dringenden Konferenz ins Spital berufen worden sei.

Das Old Vic war eine tolle Sache, nichts als Blut und Blankverse, doch als Miles am nächsten Morgen persönlich bei mir aufkreuzte und zwei Eintrittskarten für die neueste Eisrevue – von jemandem, dessen eiternde Frostbeulen er behandelt hatte – in der Luft schwenkte, traf er mich fieberschauernd im Bett an.

«Bloß mein kleiner Beitrag zur Grippeepidemie», schnüffelte ich. «Muß mir das in diesen überfüllten Theatern zugezogen haben. Aber ich kann das im Handumdrehen mit einer Flasche Whisky und einem Hut kurieren.»

«Wie willst du das bewerkstelligen?»

«Ins Bett gehen, den Hut auf den Bettpfosten hängen und so lange Whisky trinken, bis sich der Hut zu bewegen beginnt.»

«Du darfst eine Influenza nicht auf die leichte Achsel nehmen, Gaston.» Miles konnte in seiner Eigenschaft als Spezialist kein Leiden behandeln, ohne ein Riesenaufhebens davon zu machen. «Du könntest dir dabei ganz leicht eine Staphylokokken-Pneumonie zulegen.»

Er förderte sein Stethoskop zutage.

«Alkohol kommt selbstverständlich nicht in Frage», verkündete er, und steckte als erste Maßnahme meine Zigaretten ein. «Und außerdem bedarfst du natürlich der Pflege. Ich werde dir zweimal täglich jemanden herüberschicken, um dir den Rücken einzureiben.»

Er ließ mich allein, und ich starrte die niedrige Zimmerdecke mit jenem entsetzlichen Influenza-Gefühl an, zu einem Filet zerschnitzelt worden zu sein.

Da erschien plötzlich Anemone, mit Zeitschriften, Obst und Franzbranntwein beladen.

«Miles konnte in der Pflegerinnen-Vermittlungsstelle niemanden auftreiben», erklärte sie mir mit einem netten Lächeln. «Daher schlug Mammi vor, ich solle mich Ihrer annehmen.»

«Aber verdammt noch mal!» nieste ich sie an. «Das wird Ihren Aufenthalt in London total verpatzen.»

«Ich tu's gern, Gaston.»

Sie machte sich daran, meinen Polster zu glätten. Ihr Gesicht nahm einen frommen Ausdruck an wie bei den Mädchen, die man auf den Plakaten für Desinfektionsmittel sieht.

«Ich wollte mich immer schon in Krankenpflege ausbilden», fuhr sie mit sanfter Stimme fort, «nur sind einige Dinge, die man dabei tun muß, nicht sehr nett. Wo kann ich Ihnen jetzt Gerstenschleim zubereiten?»

Anemone kam jeden Morgen und verließ mich zur Teestunde – natürlich gab es für sie keines von den Dingen zu tun, die nicht sehr nett waren. Sie trug, wie ich gestehen muß, gewaltig zu meiner Aufheiterung bei, selbst als ich von der schrecklichen Depressionswelle, die Influenza mit sich bringt, übermannt wurde; man erreicht da ein Stadium, wo man nicht einmal mehr die politischen Reden in den Zeitungen komisch findet. Dann fragte ich mich eines Nachmittags plötzlich, wo ich meine Reservezigaretten versteckt hatte, und Anemone brachte mir das erste weichgekochte Ei, und mit einemmal kam mir zu Bewußtsein, daß ich um ihre Hand anhielt.

8

«Ich bin regelrecht entzückt», erklärte Miles, der sich zeitig am nächsten Morgen bei mir einstellte und mich noch allein und im Schlafrock antraf. «Und Frau Direktor Hilda ist ebenfalls regelrecht entzückt.»

«Freue mich, bei diesem scheußlichen Wetter soviel Glück ausstrahlen zu können», nieste ich bescheiden.

«Anemone ist nicht nur ein selten nettes Mädchen, ihre Erfahrung als Fürsorgerin wird auch erheblich Wirkung auf dich ausüben. Ich hoffe nur und bete zu Gott, Gaston – du mußt mir, als deinem Cousin, ab und zu gestatten, frei von der Leber weg zu reden –»

«Wirkt durchaus erfrischend, jederzeit.»

«Ich bete zu Gott, Anemone möge dich zur Vernunft bringen und dich wieder zu den dir gemäßen Pfaden der Medizin zurückgeleiten, statt zuzusehen, wie du dein Leben verzettelst, seit du deinen frivolen Roman veröffentlicht hast. Du hast nicht nur ein Weib gefunden, Gaston – mit ihr wirst du auch deine Seele finden.»

Recht nett von ihm, nur gab sein Ton zu verstehen, daß eine Seele wie die meine nicht viel Marktwert besaß.

«In unserem sündigen Zeitalter werden, muß ich zu meinem Bedauern feststellen, sowohl die Freuden wie die Pflichten des Ehelebens vielzusehr unterschätzt», gab Miles zum besten, während er mir ein Thermometer unter die Zunge schob. Dann verbreitete er sich darüber, wie er in seinem Heim eine Kombination von Königin Viktoria, Prinz Albert und der Schweizer Familie Robinson verwirklichte. «Nun, da

Klein-Bartholomew sich eingestellt hat, um unser Nestchen mit Connie und mir zu teilen –»

«Apropos Nestchen», bemerkte ich, das Thermometer aus dem Mund ziehend, «ich werde einen Teil von Opas Zaster brauchen, den du für mich verwaltest.»

«Sei dessen versichert, Gaston», sagte Miles, es wieder zurückstoßend, «daß ich dir bei deiner Hochzeit promptest deinen Anteil auszahle.»

«Aber jetzt, wo wir sozusagen bereits den Hochzeitskuchen bestellt haben», machte ich geltend, indem ich das Thermometer herausnahm, «mußt du mir wohl einen kleinen Vorschuß zukommen lassen.»

«Ich werde in der Sakristei den Scheck unauffällig in die Hintertasche deines Gehrocks gleiten lassen», versprach Miles, das Thermometer abermals zurückstoßend. «Sofort nachdem du dich ins Kirchenbuch eingetragen hast. Sechsunddreißig fünf», fügte er hinzu. «Du kannst ausgehen.»

Daß der liebe Miles nicht davon ablassen konnte, so garstig mißtrauisch zu sein, bekümmerte mich. Ich hatte mich noch nie richtig verlobt – freilich mochte ich gelegentlich die eine oder andere völlig zwanglose Verbindung eingegangen sein –, doch sobald einmal Anemone und ich unsere Verlobung in den *Times* bekanntgegeben hatten, war ich fest entschlossen, an ihrer Seite auszuharren. Schließlich haben wir Grimsdykes unsere Ehre, wenngleich man sie von Zeit zu Zeit ein bißchen behauchen und aufpolieren muß. Wenn wir unser Herz verpfänden – oder sogar Opas alte Taschenuhr –, ist es uns damit heiliger Ernst. Und vor allem dann, rief ich mir immer wieder in Erinnerung, wenn man sich ein so nettes Mädchen wie Anemone aufgegabelt hatte.

«Und wann, meine lieben Kinderchen», fragte Frau Direktor Hilda am Wochenende, das ich vor meiner Eskapade nach New York bei den kriminellen Mädchen verbrachte, über die Teetassen hinweg, «gedenkt ihr euren Glückstag anzusetzen?»

«Ach richtig, den Glückstag», bemerkte ich.

«Wobei ich keineswegs gesagt haben will», fuhr Frau Direktor Hilda fort, «daß ihr die Dinge überstürzen sollt.»

«Gewiß nicht.»

«Bei meinem Wirken sehe ich viel zu viele Tragödien im Leben junger Leute, die sich blindlings in die Ehe stürzten.»

«Äußerst tragisch, kann man wohl sagen», stimmte ich bei, indem ich über den Tisch hinweg mit Anemone ein einverständliches Nicken austauschte.

«Oft genug kommt mir zu Bewußtsein, wie weit wir uns vom Viktorianischen Prinzip langer Verlobungszeiten entfernt haben», sann ihre Mutter.

«Verdammt kluge Köpfe, diese Viktorianer.»

«Aber ihr seid nun», murmelte Frau Direktor Hilda, Punschtorte anbietend, «mehr als achtzehn Monate verlobt.»

«Ei, wirklich?» rief ich überrascht aus. «Wie die Zeit verfliegt!»

«In der Tat.»

Frau Direktor Hilda schaltete eine Pause ein, während der sie den Tee eingoß. Sie war eine stattliche Frau in der Art einstiger Opernsängerinnen, wohlgenährt auf Kosten der Direktoren und Dirigenten. Wäre ich ein kriminelles Mädchen gewesen, hätte ich mich zu Tode vor ihr gefürchtet.

«Neulich las ich in einer Zeitschrift, daß die Bourbonen jahrelang mit ihren künftigen Königinnen verlobt waren», bemerkte ich in der Annahme, daß dies sie interessieren könnte.

«Sie wurden natürlich schon im zartesten Alter einander versprochen», gab Frau Direktor Hilda etwas abweisend zurück. «Bei euch hingegen nehme ich an, daß ihr wißt, was ihr wollt.»

Anemone war viel zu nett, um auf ein derart heikles Thema näher einzugehen, und warf ein:

«Mammi, ist das nicht famos: Gaston sagt, er kann nun doch für vierzehn Tage zu uns nach Whortleton-on-Sea kommen.»

Frau Direktor Hildas Augen erstrahlten neuerdings.

«Es ist Ihnen also gelungen, sich von all Ihren ärztlichen Verpflichtungen freizumachen?»

«Hab daran gearbeitet wie ein Entfesselungskünstler.»

«Ein Aufenthalt am Meer wird Ihnen bestimmt unendlich guttun. Sie kennen Whortleton bereits, glaube ich?»

Ich nickte. «Hab allerdings schon jahrelang nicht mehr an der Salzsuppe genippt. Und meine Beziehungen zu den dortigen Garnelen dürften sich stark gelockert haben.»

«Wir wohnen ständig in diesem reizenden Hotel an der Seepromenade. Anemone und ich teilen ein Zimmer, und ich werde die Direktion ersuchen, Ihnen ein weiteres zu reservieren. Ihr jungen Leute werdet bestimmt eine Menge Unterhaltung finden. Sie erinnern sich vielleicht an das Aquarium und die Blumenuhr; und dann gibt es die ausgezeichneten Bunten Abende am Kai und die Bingo-Spiele im Wintergarten.» Frau Direktor Hilda lächelte. «Mir ist, Gaston, als würden Sie Whortleton nicht verlassen, ohne vorher Ihren Hochzeitstag festgesetzt zu haben. Wenn ich Sie erst vierzehn Tage – will sagen, wenn Whortleton mit seinem romantischen Zauber Sie erst vierzehn Tage in Arbeit genommen hat. Nehmen Sie doch eines von diesen rosa Kuchenstückchen. Sie kämen nie auf den Gedanken, daß das Mädchen, das sie bereitete, ihren kleinen Bruder zerstückelte.»

Anemone und ich gingen dann fort, um ein nettes Tennismatch zu spielen (sie kannte ein paar sehr nette Leute vom dortigen Tennisclub). Doch ich muß gestehen, ich schmetterte den Ball mit dem dumpfen Gefühl über das Netz, daß Frau Direktor Hilda bisweilen den energischen Versuch unternahm, mein Leben zu organisieren. Während ich Anemones nettem Service zusah, rief ich mir in Erinnerung, daß mich Frau Direktor Hilda seit meiner Verlobung behandelt hatte, als wäre ich eines ihrer kriminellen Mädchen. Im vergangenen Winter hatte es unaufhörlich Zank gegeben, nur weil ich mit einigen Jungen vom St. Swithin zum Internationalen Fußballmatch nach Paris geflogen war. Es hatte ganz den Anschein, als mißbilligte Frau Direktor Hilda jeden meiner Versuche, mich dem ehrenwerten Netzwerk der Britischen Eisenbahnlinien zu entziehen; so war es nur natürlich, daß ich meinen Flug nach New York erst gar nicht erwähnte.

Klar, daß es mir höchst zuwider war, ein so nettes Mädchen wie Anemone anzulügen. Selbst, wenn nicht die geringste Möglichkeit bestand, daß sie darauf kam. Nun wurde mir bewußt, daß es höllisch sein würde, Frau Direktor Hilda zwei Wochen lang im Badeanzug zu sehen, von den Bunten Abenden ganz zu schweigen; aber hätte ich mich auch vor den gemeinsamen Ferien gedrückt, würde man trotzdem nach meinem Tod beim Obduzieren das Wort «Whortleton» auf meinem Herzen gefunden haben.

All das hinderte nicht, daß ich mir wie ein niederträchtiger Schurke vorkam, als ich Anemone am Vormittag nach meiner Rückkehr aus New York anrief. In der Badewanne sitzend, entschied ich, daß meine Haltung keineswegs einem Manne zukam, der knapp vor dem zweiten Jahrestag seiner Verlobung stand. Die Erklärung, daß man in Cheltenham gewesen war, wenn man sich in New York aufgehalten hatte, mochte noch als ein geographischer Schnitzer hingenommen werden. Aber die Vereinbarung eines Rendezvous mit einem entzückenden Mädchen im Flugzeug war keineswegs auf die leichte Achsel zu nehmen, selbst wenn man sich dereinst mit der Betreffenden hinter derselben Badehütte übergeben hatte. Komisch, sann ich, wie sich im Laufe der Jahre mein Liebesleben, gleich dem der Gastropoden, rund um den Strand von Whortleton konzentriert hatte. Während ich den Heißwasserhahn mit der großen Zehe aufdrehte, faßte ich folgenden Entschluß: Sollte es der Zufall fügen, daß Lucy mich anrief, würde ich eine dringende Verabredung in Yorkshire vorschützen und ihr eine Schnitte vom Hochzeitskuchen senden.

Das Telefon klingelte.

«Hallo?» rief ich, während es von mir herab auf den Teppich tröpfelte.

«Gaston?»

«Oh, hallo, Lucy.»

«Hoffentlich störe ich Sie nicht?»

«Mich stören? Großer Gott, nein. Nicht im mindesten.»

«Ich wollte nur sagen, wie sehr ich es bedauerte, Sie im Flughafen aus den Augen verloren zu haben. Hätte Sie gerne in meinem Wagen in die Stadt mitgenommen.»

«Dieser Zöllner konnte sich bezüglich des Tarifs für Nachbildungen des Empire State Building im Schneesturm nicht schlüssig werden.»

«Aber das ist noch nicht alles. Als ich nach Hause kam, fand ich George vor. Er ist in einer fürchterlichen Verfassung.»

«Ich würde als erste Maßnahme eine Tasse schwarzen Kaffee und ein Aspirin vorschlagen –»

«Nein, nein, der Arme ist in einer scheußlichen nervlichen Verfassung. Ich bin überzeugt, daß ihm seine Arbeit über den Kopf wächst, Gaston. Er sollte wirklich einen Arzt zu Rate ziehen, aber Mutti ist in St. Tropez, und Vati richtet eine neue Bankfiliale in Karatschi ein, und George tut natürlich nie etwas, was ich ihm empfehle. Daher meinte ich, ob Sie nicht, wenn es Ihnen nicht allzu lästig ist, einen Sprung zu uns herüber machen und sich ihn ansehen könnten?»

«Lästig? Großer Gott, nein. Bin absolut entzückt und jederzeit bereit, einen Blick auf George zu werfen.»

Schließlich war eine ärztliche Visite bei einer befreundeten Familie etwas ganz anderes, als sich mit einem entzückenden Mädel bei einem heimlichen Rendezvous zu treffen.

«Gaston, das ist reizend von Ihnen, ich kann Ihnen gar nicht sagen, wie dankbar ich Ihnen bin. Wir wohnen in der Brook Street, neben dem Claridge-Hotel. Können Sie vielleicht, falls Sie nach dem Flug nicht zu sehr erschöpft sind, gleich heute nachmittag zu einer Tasse Tee zu uns kommen?»

Ich schrieb mir die Adresse auf, kletterte wieder in die Badewanne, seifte mich von Kopf bis Fuß ein und sang mit voller Stimme den neuesten Schlager.

9

Ich ließ noch etwas Warmwasser ein, beendete das Kreuzworträtsel und meine dritte Zigarette und beglückwünschte mich in aller Bescheidenheit dazu, daß sich mein Leben wieder wie ein gutgeschmierter Maschinenteil anließ. Ein famoser und vergnüglicher Trip – noch dazu inkognito – nach New York lag hinter mir, ich brauchte nur mehr einen Nachmittag, um einen Konferenzbericht für Sir Lancelot abzuschließen, dann stand mir das Vergnügen bevor, meinen lieben, alten Freund Squiffy wiederzusehen – und möglicherweise auch seine reizende jüngere Schwester.

Noch in der Badewanne sitzend, griff ich nach der Nachbildung des Empire State Building in seiner kleinen gläsernen Kugel und erzeugte einige Schneestürme. Es ist bemerkenswert, wie beglückt man sich fühlen kann, wenn man in warmem Wasser sitzt und an nichts denkt. Ein Jammer, daß einem die Psychiater dieses Vergnügen ständig damit verpatzen, daß sie dies als einen zur Gewohnheit gewordenen Versuch auslegen, in die Konditionen des Mutterleibs zurückzukehren.

Mein Friede wurde durch ein erschreckliches Klopfen an der Eingangstür zum Teufel geschickt.

In meiner Pferdekrippe kann man zwar die Eingangstür glatt von der Badewanne aus entriegeln, aber ich lag unter Wasser wie ein Flußpferd, das nicht aufzuscheuchen ist. Als das Klopfen sich noch mehr verstärkte, fiel mir ein, es könnte am Ende die Feuerwehr voll Ungeduld draußen stehen: so sprang ich aus der Wanne, schlang ein Handtuch um meine Lenden und öffnete.

Draußen stand mein Cousin Miles mit einem Handkoffer.

«Wo zum Teufel steckst du denn die ganze Zeit?» fragte er erbost. «Hab gestern fast stündlich angerufen.»

«O hallo, Miles», begrüßte ich ihn überrascht. «Bin eben erst aus New – Cheltenham zurückgekehrt.»

«Aus Cheltenham? Was hast du, verdammt noch mal, in Cheltenham verloren?»

«Hab Oma einen Besuch abgestattet.»

Miles runzelte die Stirn. «Merkwürdig. Als sie mich vergangene Woche wegen ihres Rückens in meiner Ordination in der Harley Street aufsuchte, erwähnte sie mit keinem Wort, daß du zu ihr kommen würdest.»

«Du weißt doch, wie vergeßlich diese alten Leutchen sind. Arterienverkalkung infolge fortgeschrittenen –»

«Ja ja», schnitt mir Miles das Wort ab.

Er trat ein, schmiß seinen Handkoffer zu Boden und ließ sich auf meinen Diwan plumpsen.

Einige Minuten lang starrte mein Cousin schweigend auf seine Schuhe. Aber nach der Art, wie er an seiner Krawatte kaute und seinen Hut unfreundlich behandelte, konnte ich schließen, daß er über irgend etwas erregt war. Das fand ich eigenartig, denn Miles zeigte, mochte er innerlich noch so kochen, der Öffentlichkeit stets ein frostiges Äußeres, ähnlich jenen komischen *bombes,* die man in französischen Restaurants vorgesetzt bekommt.

«Verdammt, wie siehst du aus?» fragte er plötzlich. «Gehst splitternackt in der Wohnung herum?»

«Hab grad mein morgendliches Bad genommen.»

«Morgendliches Bad? Jetzt ist's doch Mittag? Hab offenbar meinen Zeitsinn verloren.»

Er griff nach dem Empire State Building und rief ein paar Schneestürme hervor, verwandte aber nicht viel Aufmerksamkeit darauf.

«Ein Amerikaner hat mir das in einem Wirtshaus gegeben», erklärte ich rasch. «Ich frag mich schon die ganze Zeit, aus was für einem Zeug wohl diese weißen Flocken bestehen, die drinnen den Schnee darstellen? Glaubst du, vielleicht Kopfschuppen? Oder Parmesan? Möchte wetten, Klein-Bartholomew könnte es uns sagen.»

«Bartholomew?» knurrte Miles. «Pah.»

Auch das kam mir eigenartig vor. Miles platzte sonst sofort mit Klein-Bartholomews *obita dicta* heraus, um den Eindruck zu erwecken, es sei nur eine Zeitfrage, wann der Junge vor der quälenden Entscheidung stehen würde, einen Sitz im Kabinett zu beziehen oder für England zu reiten.

«Habe gerade mit Anemone telefoniert», fuhr ich aufgeräumt fort, um dem Gespräch eine freundliche Wendung zu geben.

«Anemone? Pah.»

«Hör mal», fuhr ich auf. «So spricht man nicht unter Männern über die Frauen, die man liebt.»

Miles gab seinem Hut einen Tritt, daß er in die Ecke flog. «Soweit es mich betrifft, können sämtliche Weiber zum Teufel gehen.»

Ich kratzte meinen Kopf. «Verdammt! Erst neulich hast du dich des langen und breiten über die Freuden und Pflichten des Ehelebens ausgelassen und darüber, in welch wonniglichem Pfuhl du mit Connie haust.»

«Ich habe Connie verlassen», verkündete Miles.

«Connie verlassen?»

Miles schnalzte mit den Fingern. «So.»

«Großer Gott!»

Das war ja noch schlimmer. Das war, als ob Romeo seiner Julia telefoniert hätte, er würde künftighin stets bis in die späte Nacht hinein in seinem Büro arbeiten.

«Unnötig, in die verheerenden Details einzugehen.» Miles versetzte seiner Krawatte einen tüchtigen Biß. «Ich will mich mit der bloßen Erwähnung begnügen, daß die ganze Sache ausschließlich Connies Schuld ist.»

«Du willst doch damit nicht andeuten, daß sie ihr Späßchen mit dem Milchmann hatte?»

«Mit dem Milchmann? Welchem Milchmann?»

«Will sagen, du könntest doch leicht die Milch bei jemand anderem beziehen –»

«Ich saß am Kamin, völlig harmlos in den *Times* lesend, was ich gern nach der Tagesarbeit tue – ich möchte hinzufügen, daß eine ganz besonders anstrengende Reihe von Operationen im St. Swithin hinter mir lag –, als Connie plötzlich von ihrem Sessel aufsprang und Kokosnüsse auf mich zu werfen begann.»

Ich kam nicht ganz mit. «Kokosnüsse?»

«Ja», sagte Miles. Dann schilderte er, wie Connie den Kokosnüssen die «Enzyklopädie der medizinischen Wissenschaften» (Band Eingeweide bis Furunkulose) folgen ließ und, während er sich hinter dem Piano verschanzte, in die Küche ging, um Eier zu holen.

«Mittlerweile erschien Klein-Bartholomew, vom Radau angelockt, mit seinem Teddybär», beendete Miles seinen Bericht. «Ich fürchte, die peinliche Szene wird eine dauernde Narbe in der Persönlichkeit des Kindes hinterlassen, wenn es auch zum Glück bei diesem Anblick herzlich lachte. Ich versteckte mich danach in der Besenkammer und habe seither nicht mehr mit Connie gesprochen.»

«Aber, mein lieber Miles!» lachte ich auf. «Du kannst doch nicht gleich die Flinte ins Korn werfen, weil Connie ein paar Kokosnüsse auf dich schmiß. Wahrscheinlich ist das überhaupt eins dieser neuen Gesellschaftsspiele, die sie im Fernsehen aufgeschnappt hat.»

Miles preßte die Lippen aufeinander. «Die Dinge stehen weitaus ernster. In den letzten Wochen hat Connie den wohlüberlegten Versuch unternommen, Klein-Bartholomew und mich umzubringen, und sich selbst noch dazu. Wo werde ich schlafen?»

Ich war nun völlig verwirrt und halb erfroren; ich wies darauf hin, daß in meiner Wohnung kaum Platz sei, ein Kätzchen unterzubringen.

«Ich bin ein ordentlicher Mensch und kann mich auch in einen beschränkten Raum glänzend einfügen», gab Miles zurück. «Erinnere dich, auf der Schule wurde mir stets die Organisation des Campings anvertraut.» Er begann auszupacken.

«Hör mal, Miles, alter Junge, ich muß bereits das Fenster öffnen, um Ellbogenfreiheit beim Zähneputzen zu haben.»

«Du willst mir doch nicht zumuten, unter den Themsebrücken zu schlafen?»

«Ich meine nur, du könntest unter den Themsebrücken noch mehr Komfort finden als hier, das ist das Ganze.»

«Du besitzt doch noch mein altes Feldbett, nicht wahr? Das können wir aufstellen und abwechselnd darauf und auf dem Diwan schlafen. Eine Woche so, die andere so.»

Daß Miles von Wochen redete, gefiel mir gar nicht. Es war typisch für ihn, daß er voraussetzte, jeder würde herbeistürzen und sich für ihn zerreißen, wenn er einmal in einen Schlamassel geraten war. In der Schule war's genauso gewesen, sooft er entweder seine Fußballschuhe verlor oder in der Algebra steckenblieb. Und daß er Chirurg geworden war, machte die Sache vermutlich noch schlimmer, denn sobald man einmal im Operationssaal arbeitet, gibt es so viele Schwestern, die sich beeilen, einem den Kittel zuzubinden oder die Stirne abzuwischen oder Kaffee mit Kuchen herbeizuschaffen, daß man nach einer Weile durchaus bereit ist, Asepsis mit der eigenen Bedeutung gleichzusetzen.

«Aber du wirst niemals imstande sein, deine Praxis von hier aus zu führen, du Esel», machte ich geltend. «Bedenke doch erstens einmal all diese telefonischen Anrufe aus der Harley Street.»

«Die sind kein Problem. Seit der gestrigen Nacht, die ich glücklicherweise dienstlich im St. Swithin verbrachte, bin ich auf Sommerferien. Sechs Wochen Urlaub vom Staatlichen Gesundheitsdienst. War so dumm, mich darauf zu freuen.»

Es blieb mir nichts anderes übrig, als ein paar Kleidungsstücke zusammenzuraffen und mich in die Kochnische zu zwängen, um mich anzuziehen. Als ich dann hervorkam, entdeckte ich, daß Miles inzwischen sein Hab und Gut auf meinem Diwan ausgebreitet hatte und unruhig darin herumwühlte.

«Hab meine Filzpantoffeln zu Hause vergessen», klagte er.

«Brauchst gar nicht weit zu gehen, um sie zu holen.»

«Das werde ich bestimmt nicht tun. Ich will nie mehr in meinem Leben etwas mit diesem Weib zu schaffen haben.»

Plötzlich kam mir eine jener gloriosen Ideen, die mir im Laufe der Jahre etliche Pfunde eingetragen haben, wenn sie sich zum Beispiel auf dem Rennplatz einstellten. Einige wohlgewählte Worte von Onkel Grimsdyke, fühlte ich, können diesen idiotischen Zank ebenso schnell zum Abflauen bringen wie meinen Empire-State-Schneesturm. Und sie würden nicht nur Miles seine wonniglichen Zeiten wiedergeben, sondern auch mir genug Platz zum Schlafen.

«Mach's dir nur bequem», lud ich ihn herzlich ein, «und ich mach den Sprung zu deinem Haus, um die Pantoffeln zu holen. Oder glaubst du am Ende, daß Connie auch auf mich losgehen wird? Übrigens hab ich nichts dagegen, wenn sie mit Eiern um sich schmeißt, ich hab sowieso noch nicht gefrühstückt.»

«Na gut», stimmte mir Miles mürrisch zu. «Und wenn du schon hingehst, kannst du mir auch meinen Smoking, Dickens' Gesammelte Werke und mein Rasierwasser bringen.»

10

Nach einer im Flugzeug verbrachten Nacht war es recht angenehm, einen Spaziergang zu Miles' Heim zu machen. Der englische Sommer hatte mit seinem Fingerspitzengefühl für wirksame Bühneneffekte die öde Heideszenerie in der Versenkung verschwinden lassen und das neue Bild mit sanftem, goldenem, wäßrigem Sonnenschein erfüllt, der anmutig auf den grünen Blättern der Bäume und den roten Flanken der Autobusse funkelte und das Straßenpflaster wie ein frisch gescheuertes Schiffsdeck aussehen ließ. Tief sog ich die feuchte Londoner Luft in mich ein. Nirgends ist's so schön wie daheim, dachte ich; freilich wär's noch schöner, wenn's hier die New Yorker Handlungsfreiheit gäbe.

Die Brompton Road überquerte ich bereits leicht beunruhigt. Was für ein Ungeheuer war zur ruhigen Oberfläche von Miles' Ehe aufgestiegen und hatte das Traumschiff zum Scheitern gebracht? Mit Kokosnüssen im trauten Heim herumschmeißen mochte als ein Zeichen übermütiger Laune hingenommen werden – schließlich haben, möchte ich wetten, Nell Gwynn und König Charles einen Heidenspaß mit ihren Orangen gehabt –, aber Miles' weitere Bemerkungen ließen mich befürchten, daß mir Connie mit einer blutigen Hacke entgegenkommen würde, bereit, auch noch die restliche Familie mit ihren Hieben zu erledigen.

Doch sie sah genauso heiter und knusprig aus wie eh und je.

«Oh, hallo, Gaston», begrüßte sie mich lächelnd. «Welch überraschender Besuch.»

«Kann man wohl sagen.»

«Du willst gewiß meinen teuren Gatten sprechen?»

«Ja also –»

«Er ist leider nicht da.»

Ich nickte. «Ich weiß. Er ist gerade zu mir übergesiedelt.»

«Bei dir ist also dieses kleine Schwein untergeschlüpft? Komm herein.»

Zu meiner Erleichterung fand ich Klein-Bartholomew in der Diele vor; er genoß seinen Eislutscher voll Behagen, nicht anders als jedes Londoner Kind. Kaum fand er Zeit, mich kameradschaftlich zum Mitschlecken einzuladen, als ihn Connie schon fortschaffte, eine Hand an die Stirn preßte und rief: «Diese Plage!»

«Gewiß», suchte ich sie fürs erste zu beruhigen. «Diese Plage.»

«Diese letzten vierundzwanzig Stunden! Was ich da durchmachte, kannst du dir nicht vorstellen.»

«Kopf hoch, Connie», sprach ich ihr zu und tätschelte ihre Hand. «Ich bin überzeugt, daß ich dir noch bis heute abend Miles zurückschaffen kann.»

«Miles? Den bin ich jetzt auf Nimmerwiedersehen los, danke bestens.» Sie sprach so, als wäre Miles ein lästiger Anfall von Gürtelrose. «Die Plage besteht darin, das Ganze vor den Nachbarn geheimzuhalten. Du lieber Gott, wie hab ich Sue von nebenan getröstet, als ihr Mann vergangene Pfingsten mit seiner Sekretärin durchbrannte! Die arme, liebe Sue! Und nun wird sich dieses Biest königlich daran weiden, daß Miles mich und das Kind verlassen und ohne einen Penny der herzlosen Welt ausgeliefert hat», jammerte sie, während sie mich durch den im Regencystil eingerichteten Salon führte und sich auf ein Chippendalesofa warf. «Schenk mir ein großes Glas Gin ein, Gaston, sei so lieb.»

Ich griff nach der Karaffe – keine schlechte Behandlung für ein gebrochenes Herz.

Nach etlichen schnellen Schlucken erklärte Connie nachdrücklich: «Ich habe Miles die besten Jahre meines Lebens geopfert.»

«Gewiß. Aber was war eigentlich der Grund für – für seinen Hinauswurf?»

«Du weißt doch, was für einen garstigen, engherzigen, niedrigen, argwöhnischen Charakter er hat?»

Ich wußte es, aber Connie wußte es wohl noch besser, denn Miles hatte sechs Jahre mit ihr gelebt – mit mir hatte er's erst begonnen.

«Aber du mußt doch zugeben, der liebe Miles hat auch seine sehr guten Seiten», murmelte ich hochherzig, während ich mich krampfhaft bemühte, mir eine einzige ins Gedächtnis zu rufen.

Connie schwang ihre Beine auf das Sofa. «Der Mensch hat einen glatten Mordversuch an mir unternommen. Und an Klein-Bartholomew. Und an sich noch dazu.»

Ich kratzte mir wiederum den Kopf. Ich versuchte mir Miles' Haushalt vorzustellen: Connie polierte die oberste Treppenstufe, während drunten auf der letzten Miles das Brotmesser schliff, auf Klein-Bartholomew mit der Lebenserwartung eines im Tower eingesperrten Prinzen herumging ... Ich schenkte mir ebenfalls einen Gin ein und roch unwillkürlich daran. War ihm vielleicht Strychnin beigemischt?

«Das Ganze begann, als Miles auf eine Woche zu Sir Lancelot angeln ging», setzte mir Connie auseinander, auf die Spitzen ihrer hübschen, kleinen Füße starrend. «Sir Lancelot macht sich jetzt offenbar ein Riesenvermögen, indem er in seinem Haus mit einem mordsmäßigen Tamtam Kapitalisten erleichtert.»

Ich nickte.

«Du weißt doch, Gaston, was für ein fürchterlicher Hypochonder Miles ist?»

Connie bemerkte auf dem Tisch eine halbvolle Schachtel Bonbons; sie nahm sich zwei oder drei Stück.

«Aber ein Arzt, der kein Hypochonder ist, kommt so selten vor wie ein antialkoholischer Wirt», belehrte ich sie.

«Es ist mir total schnuppe, ob Miles der Meinung ist, er leide an allen Krankheiten, die im Buch stehen, von Arthritis bis Zambesi-Fieber. Ich habe nur was dagegen, wenn er sie mir andichtet. Von Sir Lancelot kam er ganz rosig und aufgeräumt zurück und verkündete mir händereibend, wir müßten von nun an unseren Kalorienverbrauch einschränken. Hast du etwas gegen meine Figur einzuwenden, Gaston?»

«Ganz, ganz entzückend», versicherte ich ihr.

«Nun, Miles nörgelte tagelang an ihr herum. Er erklärte, Fettleibigkeit sei laut *British Medical Journal* die verbreitetste Erkrankung der

Engländer, und Überfütterung der Kinder sei ebenso streng zu bestrafen, wie sie dem Hungertod preiszugeben. Sooft Klein-Bartholomew um etwas Zuckerzeug bat, sagte ihm Miles, es würde seine Zähne ruinieren und seine Arterien verstopfen. Und Eis wollte Miles überhaupt auf die Giftliste setzen. Das Rauchen hat er mir natürlich schon vor Monaten verboten», fuhr Connie fort, eine Zigarette anzündend. «Und jetzt wollte er mich nicht einmal mehr einen kleinen Drink nehmen lassen», endete sie, mir ihr leeres Glas entgegenhaltend.

Ich begann langsam zu verstehen – da bahnte sich etwas an, das einer Agatha Christie würdig war.

«Seit Wochen hat er mich keine einzige anständige Mahlzeit kochen lassen, und du weißt doch, wie stolz ich auf meine Kochkunst bin! Er versuchte sogar, im Onslow-Park mit mir Morgengymnastik zu betreiben, aber da warf sich Gott sei Lob die Polizei dazwischen. Und dann –» Connie zögerte – «ging Miles eines Abends zu weit. Er bezichtigte mich der Untreue.»

«Na hör einmal», rief ich mit wachsendem Interesse.

«Mit dem Apfelkuchen», ergänzte Connie.

«Mit dem – was?»

«Oh, ich war wohl wirklich eine dumme Gans. Als ich ihn für eingeschlafen hielt, schlich ich zum Eiskasten hinunter und aß den Apfelkuchen auf. Miles war außer sich vor Wut. Und weißt du», rief sie triumphierend, «was dann geschah? Schon am nächsten Tag erwischte ich das Schwein bei einem Seitensprung mit dem Camembert.»

Sie bediente sich mit weiteren Bonbons.

«Wie die Männer schon so sind, kam der elende Wurm zu Kreuz gekrochen und schwor, er würde nie mehr im Leben einen Käse ansehen. Und ich Arme», stammelte Connie in ihren zweiten Gin hinein, «vergab ihm in meiner Schwäche. Vor einigen Tagen jedoch beschuldigte er mich, mich mit dem Zucker eingelassen zu haben. Ich leugnete es. Er bestand auf seiner Meinung, er habe die Stückchen gezählt. Und dann befragte mich das Ungeheuer über mein Abenteuer mit der Kokosnuß, zu hundert Kalorien pro Unze?

Kokosnuß ist ein sehr nahrhaftes Zeug. Zufälligerweise habe ich augenblicklich Kokosnuß sehr gern. Da riß mir die Geduld. Ich bewarf ihn mit Kokosnüssen. Selbst in diesem Moment versteckte sich der elende Wurm hinter dem Piano, anstatt ihnen wie ein Mann die Stirn zu bieten. Oh, Gaston!» rief Connie, plötzlich in Tränen ausbrechend, «ich bin ja so unglücklich! Und so hungrig.»

«Aber, aber», sagte ich. «Aber, aber.»

Welcher Mann kann unerschüttert ein hübsches Mädchen über Schokoladebonbons schluchzen sehen? Als ewig kein Versiegen ihrer Tränen abzusehen war, rückte ich auf dem Sofa näher an sie heran und legte brüderlich meinen Arm um ihre Schultern.

«Liebster Gaston», wimmerte Connie, «du bist so süß zu mir.»

«Nicht doch. Darf ich dir mein Taschentuch borgen?»

«Doch, Gaston, du bist süß.» Sie legte ihr Haupt schwesterlich an meinen Rockaufschlag. «Du weißt gar nicht, unter welchen Qualen ich mich fragte, ob ... ob ich wirklich die richtige Wahl getroffen habe.»

«Ein bißchen zu spät dafür, Mädel», murmelte ich, indem ich ihr rechtes Ohr brüderlich streichelte.

«Wirklich?» seufzte Connie in meine Hemdbrust hinein. «Wirklich?»

Ich schluckte. Miles mochte ja alles über den Apfelkuchen wissen, aber er wußte nicht, wie vertraut ich mit Connie gewesen war, bevor er sie in einem gemieteten Daimler von dannen führte, auf daß sie künftig sein Leben teile. Ich hatte sie zum erstenmal im St. Swithin gesehen, wohin sie nach einem Verkehrsunfall gebracht worden war; sie sah trotz ihrer Pottschen Fraktur hinreißend aus. Aber da ich nur ein Student ohne einen Penny und Miles bereits Spitalsarzt war, besaß er nicht nur den stärkeren Glanz, sondern auch die Mittel, sie zu den besseren Dinners einzuladen. Überdies war Miles mit der Haut und der Zielstrebigkeit eines angreifenden Rhinozerosses ausgestattet, und kaum war Connie aus dem Gips heraus, nahm sie seinen Antrag an.

Ich schlich eine Zeitlang recht gedrückt herum, wie der Ritter, den seine *Belle Dame sans Merci* so grausam hatte abblitzen lassen. Nun ja, kein Vöglein erfreute mich da mit seinem süßen Sang. Aber eigentlich ist es gar nicht so schwer, die Diagnose eines gebrochenen Herzens mit der eines Kratzers von einem spielerischen Kätzchen zu verwechseln. Andere Mädchen traten in mein Leben, inspizierten meine Wohnung und entschlossen sich, ihr Quartier woanders aufzuschlagen. Nun, da ich Connie auf ihrem Chippendalesofa tröstete, war sie bloß die Dame, die die Suppe austeilte, sooft mich Miles zum Dinner einlud.

«So oft frag ich mich», hauchte Connie in meinen Kragen, «wie wohl mein Leben ausgefallen wäre, wenn ich dich geheiratet hätte, Liebster.»

«Ein bißchen beengt in meiner Pferdekrippe.»

«Aber um so vieles aufregender, Gaston! Ich erinnere mich, wie romantisch du an jenem zauberhaften Tag aussahst, als du zum Picknick die Themse hinaufgestakt bist.»

Genau genommen, hatte es damals geschüttet und ich war zweimal ins Wasser gefallen, aber Connie sah ihre Erinnerungen eben in Technicolor.

«Und dieses lustige Weekend, das wir in Whortleton verbrachten», schwelgte Connie weiter.

Ihre Eltern waren dort gewesen und hatten mich bloß deshalb zu sich gebeten, weil sie jemanden zum Chauffieren brauchten.

«Du sahst so reizend aus auf dem Kai», murmelte Connie.

«Interessanter Ort, dieses Whortleton.»

Connie schneuzte sich. «Und nun ist mein Leben ruiniert und ich werde nie mehr wieder glücklich sein.»

Ich klopfte ihr auf die Schulter. «Aber, aber. Aber, aber.»

«Oh, Gaston», hauchte Connie, schob die Bonbons beiseite und machte sich's noch gemütlicher. «Du bist die beste Heilsalbe für eine schwerverwundete Seele.»

Da fühlte ich, es wäre besser, wenn ich jetzt ginge.

«Mußt du wirklich gehen, Gaston? Komm mich bald wieder besuchen, Liebster. Sie stopfte das Taschentuch in meine Brusttasche. «Sonst sterbe ich vor Einsamkeit. Um sechs paßt es mir am besten.»

Als ich auf die Straße trat, fiel mir ein, daß ich Miles' verflixte Filzpantoffeln total vergessen hatte.

11

«Wie süß von Ihnen, daß Sie gekommen sind, Gaston.»

Es war einige Stunden später, und Lucy Squiffington empfing mich in einem Zimmer, das anscheinend der intensiven Zusammenarbeit etlicher Antiquitätenhändler und der Blumenschau von Chelsea zu verdanken war.

«Und hier», sagte sie, «ist George.» Sie wies auf einen Burschen, der in einem ausgebeulten Tweedanzug auf dem Sofa saß und sich bemühte, sein rechtes Bein möglichst oft um sein linkes zu schlingen.

«Der liebe, alte Squiffy!» rief ich.

Er hatte sich nicht im mindesten geändert. Noch immer war er ein großer, dünner Junge mit einer großen, dicken Brille; sein Haar ähnelte dem Zeug, mit dem die Armeematratzen gefüllt sind, und seine sämtlichen Gelenke schienen nur durch Gummischnüre zusammenzuhalten. Squiffy hatte stets so ausgesehen, als würde ihm jeden Augenblick ein Arm oder ein Bein abfallen, und wenn das geschehen wäre, hätte er sich nie erinnern können, wo er sie liegengelassen hatte, so zerstreut war er.

Natürlich gab es für uns drei eine Menge zu lachen, als wir der guten, alten Zeiten in Whortleton gedachten. Ich vermochte das warme Gefühl im Magen nicht einzudämmen, das sich jedesmal einstellte, wenn ich Lucy anblickte, obwohl ich mir ständig sagte, ich sei nur als ärztlicher Berater in diesem Hause. Und ich mußte zugeben, der arme, alte Squiffy sah tatsächlich recht angegriffen aus. Er war schon immer ein rastloser Geselle gewesen, der herumwetzte, als hätte er just eine neue, wollene Hemdhose angelegt. Jetzt war der arme Junge so zappelig wie heißer Röstmais, auf den man Milch schüttet.

«Es muß, meiner Seel, höchst anstrengend sein, von neun bis fünf Atome zu zertrümmern», begann ich beim Tee für meine Diagnose vorzufühlen.

«Die ganze Sache ist natürlich fürchterlich geheim», sagte Squiffy, nach einem Kuchenstück langend. Ich erinnerte mich, wie entsetzlich verfressen er bereits auf der Schule gewesen war.

«Vielleicht erklärst du mir einmal, wenn du einen freien Augenblick hast, die Quantentheorie? Meine physikalischen Kenntnisse sind leider bei Archimedes' nächtlichem Bad steckengeblieben.»

«Die Quantentheorie?» mummelte Squiffy durch seinen Kuchen. «Steht die nicht auch auf der Geheimliste?»

«Aber, George!» klagte Lucy. «Mußt du dich wirklich immer wie eine Auster mit Kehlkopfentzündung benehmen? Du könntest uns doch zumindest sagen, wo du stationiert bist.»

«Nicht, wenn mir mein Leben lieb ist. Oberstes Staatsgeheimnis. Ja, faktisch! Eine Menge Leute möchten das herausfinden dort drüben in – in – na, ihr wißt schon, wo.»

«Du kennst doch sicher den berühmten Sir James?» fragte ich auf gut Glück.

«Oh, Jimmy? Na klar, bestens. Ist auch ein verdammt guter Boss. Hab ihn erst gestern gesprochen.»

«Da muß er sich aber bemerkenswert rasch nach seinem schlimmen Autounfall erholt haben.»

«Ja, nicht wahr?»

«Wenn man bedenkt, daß der erst vorigen Samstag passierte.»

«O wirklich?» sagte Squiffy.

«Drüben in Australien», fuhr ich fort.

«Ach, *diesen* Sir James meinst du?» fragte Squiffy erbost. «Warum sagst du das nicht gleich?»

«Schonen wir doch ein wenig Georges Nerven, Gaston.»

«Reden wir nicht mehr von Geschäftlichem», sagte Squiffy, indem er versuchte, gleichzeitig zu schmollen und Kuchen zu essen.

Lucy tätschelte mir die Hand auf dem Sofa. «Gaston wird uns jetzt ausführlich alles erzählen, was geschah, nachdem mich diese gräßliche Kinderschwester mit dem Schnurrbart in Whortleton in den Zug verfrachtete.»

Ich lehnte mich zurück und wollte schon den Mund auftun, als ein Kerl in einem weißen Jackett die Tür öffnete und die Ankündigung von sich gab: «Mr. Basil Beauchamp.»

«Basil Beauchamp!» Ich sprang auf. «Nein! Doch nicht der Schauspieler?»

«Doch, natürlich», lächelte Lucy. «Eine richtige Ehre, nicht wahr? Führen Sie Mr. Beauchamp unverzüglich herein.»

Ich hüllte mich in Schweigen. Zum zweitenmal vergiftete mir dieser

Flegel das Leben. Im Nu platzte er ins Zimmer herein, funkelndes Gebiß und Knopflochnelke.

«Was zum Teufel tust du denn hier?» fragte ich wie aus der Pistole geschossen.

«Großer Gott, Grim!» erwiderte Basil, und die Zahl seiner sichtbaren Zähne verminderte sich rasant. «Aber was zum Teufel tust *du* denn hier?»

«Wie, ihr kennt einander?» rief Lucy überrascht.

«Wir, und einander nicht kennen? Basil und ich sind doch jahrelang Stubennachbarn gewesen, nicht wahr, Basil? Als ich Medizinstudent war, teilten wir dieselbe Bude», erklärte ich.

«*La Vie de Bohême*», fiel Basil rasch ein. «Ach, diese sorglosen Lehrjahre!» Er lachte kurz auf. «Ja, Dr. Grimsdyke und ich lebten tatsächlich dereinst *en garçon* im selben *atelier*. Man führt nun einmal ein solches Leben, während man darauf wartet, von Theaterdirektoren entdeckt zu werden. Ich glaube, Dr. Grimsdyke dankt mir im stillen noch immer für meine Bemühungen, seine jugendlichen Exzesse etwas zu dämpfen. Ich war es, der deine Nase mitternächtlich an die Petroleumlampe hielt, was, Jungchen? Nein, welch phantastische Gladiolen!» rief Basil, versenkte sein Gesicht in sie und ließ das Thema fallen.

Ich spürte, wie mein Blutdruck von der Abschußrampe emporschnellte. Der Kerl war wohl der dreckigste Lügner, den ich kannte. Basil Beauchamp (sprich Beecham) mochte jetzt ein berühmter Schauspieler sein, Besitzer eines biskuitfarbigen Rolls Royce, dessen Gesicht von sämtlichen Autobussen herabgrinste und nach dem ein piekfeines West-End-Restaurant ein ziemlich unappetitliches Gericht benannt hatte. Doch in den Tagen, da er mein Stubennachbar war, bestand sein einziges Publikum aus der Hauswirtin Töchterlein, die ihn in der Küche mit Schinken und Kakao ankurbelte, wenn Mutti weg war, während er ihr die großen Liebesszenen aus den klassischen Dramen vorführte. Und er hätte in noch verkommenere Quartiere übersiedeln müssen, wenn ich nicht alle Vierteljahre einige Shillinge zugeschossen hätte, um all die zwanglosen Anleihen zurückzuzahlen, die er bei der Gasgesellschaft machte, nachdem er draufgekommen war, wie man der Sperrvorrichtung am Gasmesser beikommen konnte. Dies war der Grund, weshalb Basil, sooft ich ihm über den Weg lief, dem Austausch fröhlicher Erinnerungen auswich, hatte ich doch zudem alles gehört, was die Hauswirtin über ihn gesagt hatte, als sie entdeckte, wohin der ganze Schinken gekommen war.

«Ach, wie reizend, daß ihr alte Kameraden seid», rief Lucy strahlend. «Denn Basil und ich sind sehr gute Freunde.»

«Oh, wirklich?»

«Halten Sie mich nicht für ein schrecklich glückliches Mädel, Gaston?»

«Glücklich? Oh – ja. Klar.»

Basil, noch immer in den Gladiolen vergraben, schien ganz meiner Meinung.

«Es dürfte noch nicht bis zu dir gedrungen sein», fügte er dann rasch in meine Richtung hinzu.

«Ein zweites Geheimnis heut nachmittag!» lachte Lucy.

«Diese schauerlichen Klatschrubriken!» bemerkte Basil, sich schüttelnd.

«Aber Gaston würde doch niemals ein Wörtchen davon an die Zeitungen verraten», erklärte Lucy.

«Hm», machte Basil.

«Wissen Sie, Gaston, Basils Scheidung ist noch nicht durchgeführt. Das ist einer der Gründe, weshalb ich nach New York flog. Der liebe Basil wurde natürlich durch seinen neuesten Film hier zurückgehalten.»

«Ja, ich hörte, daß du ausgeschifft – getrennt worden bist», sagte ich zu ihm.

Vor seinen ruhmreichen Tagen war Basil in der Stellung eines Gatten – für welche damals zufälligerweise eine Vakanz herrschte – in den Haushalt einer schrecklich reichen Amerikanerin aufgenommen worden; freilich, glaube ich, entdeckte er später zu seiner Erleichterung, daß es sich nur um einen vorübergehenden Job in Verbindung mit ihrer Vergnügungsreise nach London handelte.

«Im Wagen mußt du mir alles über die Verhandlungen mit diesen öden Anwälten erzählen, meine Süße», sagte Basil, sichtlich darauf erpicht, Lucy anderswohin zu entführen.

«Selbstverständlich, Liebling. Basil bringt mich zur Kostümprobe einer Wohltätigkeitsveranstaltung, die wir schon vor Monaten organisiert haben, und ich bin schon riesig aufgeregt.» Lucy nahm ihre Tasche und Handschuhe an sich. «Es gibt doch nichts Faszinierenderes als die Bühne, nicht wahr?»

«Komm, Engelchen», drängte Basil sie mit einem Blick auf mich. «Diese armen Schauspieler werden ohne mich aufgeschmissen sein, weißt du. Erinnere mich gelegentlich, Jungchen, daß ich dir ein paar Freikarten schicke, ja?»

Sie ließen mich bei Squiffy zurück, der noch immer aß.

«Grim, Alter», begann Squiffy.

Ich reagierte nicht. Das Gespräch hatte in mir eine Welle der Übelkeit erregt, die von Squiffys Eßgeräuschen noch verstärkt wurde.

«Grim, Alter», begann Squiffy neuerlich würgend, was darauf hindeutete, daß er mir etwas Dringendes sagen wollte. «Ich muß dir etwas ziemlich Zerschmetterndes mitteilen.»

«Ja?» Ich fragte mich, was Lucy hinter ihre Ohren tat, daß sie so gut duftete.

«Aber es ist absolut geheimzuhalten.»

«Schon wieder?»

«Diesmal ist's ein richtiges Geheimnis.» Squiffy scharrte die Krumen zusammen. «Ich muß einfach jemandem mein Herz ausschütten, und ich weiß, daß ich dir vertrauen kann, Grim. Erinnerst du dich, wie du auf der Schule den Mund gehalten hast, als ich bei der Teeparty des Schuldirektors die Haarkrem-Sandwichs einschmuggelte? Außerdem müssen Ärzte verschwiegen sein, nicht wahr, sonst werden sie von den Oberbonzen zur Verantwortung gezogen? Ich fürchte, das, was jetzt kommt, wird ein Schock für dich sein», fuhr er fort. «Aber – na schön, ich bin gar kein bedeutender Naturwissenschaftler.»

«Nein?»

«Ein Naturwissenschaftler bin ich schon, natürlich. Eine Art – ach, du lieber Himmel!»

Er sprang auf und begann seine Arme und Beine in alle möglichen Richtungen zu bewegen.

«Mein alter Herr ist an allem schuld», erklärte er.

Ich goß mir eine weitere Tasse Tee ein.

«Du weißt doch, wie er ist, Grim?»

«Er schien mir als ein ziemlich schwieriger Bursche.»

Ich hatte Papa Squiffington nicht mehr gesehen, seit ich ihn im Sand von Whortleton eingrub. Freilich hatte ich oft genug an den alten Knaben gedacht, wenn ich die Zeitungen wegen der Sportrubrik durchblätterte und dabei unter der Überschrift «Aus dem Wirtschaftsleben» auf etwa folgende Notiz stieß: «Heute herrschte in der Lombard Street große Nachfrage nach Geld.» Da geht der arme, alte Papa Squiffington, stellte ich mir vor, am Randstein auf und ab, schreit in die offenen Fenster hinein, hält Vorübergehende mit Zylinderhüten am Knopfloch fest, versucht den Verkehrspolizisten anzugehen und endet schließlich an einer Türschwelle, hoffnungsvoll seinen Hut ausgestreckt.

Ich vermutete, daß Squiffingtons Bank nicht eine von der gewöhnlichen Sorte war, wo man drunten am Zahltisch den Kunden das Geld abnimmt. Laut Squiffys Aussage, der oft optimistisch in den Korridoren herumgelungert hatte, manipulierte man dort überhaupt nicht mit diesem vulgären Zeug. Die Finanzgrößen – vorausgesetzt, es war ein schöner Vormittag und sie hatten am Samstag ein nettes Golfspiel hinter sich gebracht – trugen ihren Sekretärinnen einfach auf, eine Million zu überweisen. Und wenn schon Papa Squiffington sie nicht entbündelt sah, sah Squiffy sie bestimmt überhaupt nie. Sein Vater war einer jener dürren und athletischen Wirtschaftskapitäne, deren Vorstellung von einem tollen Abend darin bestand, bei einem Glas Selterswasser und einem Stückchen Schokoladekuchen Schach zu spielen.

«Du weißt doch, mein Alter wollte, daß ich Arzt werde», setzte Squiffy fort, sich geistesabwesend ein Stück Kuchen abschneidend. «Urgroßvater, der Gründer der Bank – das ist der mit dem halbgaren

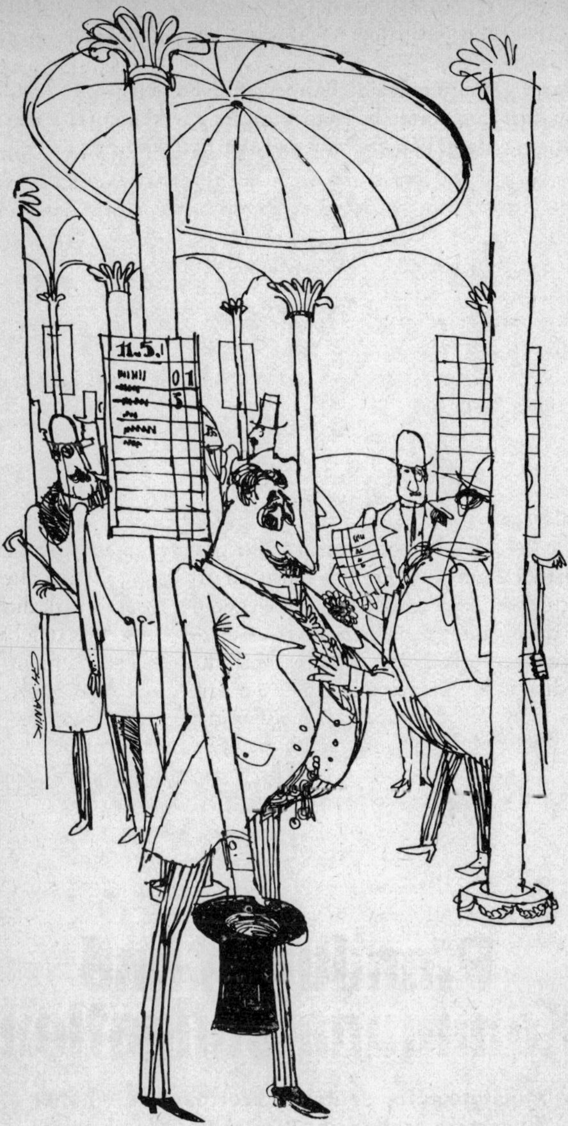

So geht es auf der Börse zu . . .

... und auf der Wirtschaftsseite der Zeitung liest sich das anderntags so: «Es herrschte große Nachfrage nach Geld ...»

Aber das Geldverdienen in Banken und Börsen ist noch einfacher, als Gaston sich das vorstellt. Man braucht gar keinen Hut dazu, man muß nur die richtigen Papiere haben — Wertpapiere.

Gesicht und den Bartkoteletten, der über dem Kamin hängt –, war der Sohn eines kanadischen Arztes, welcher sich damit einen Namen machte, daß er bei Blizzards umeinanderstieg und Leute, die von Bären angefressen waren, zusammenflickte. In Geschäftsdingen war ich ein aufgelegter Trottel – du erinnerst dich doch, wie ich in der Schule nie herausbringen konnte, was diese lästigen Kerle A, B und C einander laut dieser vertrackten Zinseszinsrechnung schuldig waren. Aber irgendwie stimmten die medizinischen Schulen nicht mit meinem Alten überein, und so schickte er mich für ein bis zwei Jahre nach Kanada. Als ich zurückkam, verkündete er, ich solle Physiker werden – die Naturwissenschaften seien jetzt das Um und Auf.»

«Sind jetzt sogar in Eton Lehrfach.»

«Ich glaube, Papa sah mich bereits als Nobelpreisanwärter», fuhr Squiffy fort. «Aber schließlich muß man irgendwo einen Anfang machen, und nachdem ich mich auf ein paar Universitäten umgesehen hatte, wurde ich endgültig in Mireborough aufgenommen – komischerweise kurz nachdem mein Alter dort ein neues Bootshaus gestiftet hatte. In Mireborough war man recht zuwider zu mir, hol der Teufel diesen nordischen Unabhängigkeitssinn», fügte er grollend hinzu, «selbst nachdem der Alte eine neue Bibliothek gestiftet hatte – er sieht sich als eine Art Taschenformat-Rockefeller, weißt du. Und im Hinblick darauf, daß er kürzlich ein neues chemisches Laboratorium gestiftet hatte, versteh ich wirklich nicht, warum sie dort ein solches Geschrei erhoben, als ich das alte niederbrannte.»

Squiffy lümmelte sich in einen Sessel.

«Das war beim praktischen Examen, weiß nicht, warum es schiefging. Wahrscheinlich sollten sie einem nicht so verblödete Fragen stellen. Die Feuerwehr war noch nicht abgezogen, als man mir schon sagte, es würde die Universität billiger zu stehen kommen, wenn ich ginge. Zum Glück war der Alte gerade nach Karatschi abgeflogen; aber einen Job finden mußte ich – mir stiftet er natürlich nie was. War gar nicht so einfach, weil ich keinerlei Diplom hatte. Aber ein Studienkollege verschaffte mir glücklicherweise einen Job in Dorset.»

«Doch nicht in einem staatlichen Atomkraftwerk?» fragte ich unruhig, denn ich hatte das Gefühl, daß Squiffy ganze Arbeit verrichten würde, wenn er nächstesmal etwas in die Luft gehen ließ.

«Ich bin jetzt, genau genommen, nichts anderes als ein mieser Pauker in einer Präparandenschule», gestand er. «In einem trostlosen Kaff noch dazu. Der Direktor sieht aus wie ein Leichenbestatter, der sein Konto überzogen hat, verrechnet Reagenzgläser und Chemikalien und wahrscheinlich auch die Benützung der Schwerkraft. Aber das ist noch lange nicht alles.»

Er machte eine Pause, und da der ganze Kuchen aufgegessen war, begann er an seinen Nägeln zu kauen.

«Jetzt hör zu, Grim – großer Gott, so spät ist es schon?» Squiffy sprang auf. «Ich darf den Zug nicht versäumen, sonst gibt's einen Riesenwirbel, wenn ich zu spät komme. Was hältst du von diesem Burschen, diesem Beauchamp?» fragte er, zur Tür stürzend. «Meiner Meinung nach ist er ein ganz gemeiner Kerl.»

«Ja, ein gemeiner Kerl ist er auch meiner Meinung nach.»

«Durchaus nicht die Sorte Mann, mit dem ich Lucy versorgt sehen möchte», waren Squiffys letzte Worte, als er verschwand.

«Durchaus nicht die Sorte Mann, mit dem auch ich sie versorgt sehen möchte», bestätigte ich.

Doch warum, fragte ich mich, allein unter den Überresten des Tees und den Gladiolen zurückgeblieben, warum sich darüber Sorgen machen, mit welchem Mann Lucy sich versorgte? Ich scherte mich den Teufel drum, ob sie mit sämtlichen Schauspielern oder Zirkusartisten intim befreundet war. Mich ging die Sache nicht mehr an, als wenn ich Basil hinter den Rampenlichtern mit der ersten Liebhaberin knutschen sähe. Ich leerte meine Teetasse und ging. Schließlich war ich restlos glücklich mit einem der nettesten Mädchen der Welt verlobt.

12

«Leider bring ich dir nicht deine Filzpantoffeln mit», entschuldigte ich mich bei Miles, als ich in meine Bude zurückkehrte. «Connie konnte es sichtlich nicht über sich bringen, sie anzurühren.»

Mein Cousin war außer Haus gewesen, als ich von meinem Besuch bei seinem aufgewühlten Ehegespons zurückgekehrt war; lediglich ein Zettel unter der Milchflasche besagte: «Unerwartet in das St. Swithin berufen. Esse gerne um sieben, und erinnere dich bitte, daß ich gegen Hühner und Nieren allergisch bin.»

«Filzpantoffeln? Glaube nicht, daß ich sie noch je anziehen werde», sagte Miles.

Ich zwängte mich neben ihn auf den Diwan. Squiffy hatte ich beim Tee nicht viel helfen können, und nun fragte ich mich, wie ich beim Abendessen die zerzankten Turteltauben wieder zusammenbringen sollte. Connie war ein Prachtmädel, sann ich. Ein reizendes, hingebungsvolles Geschöpf, wiewohl mit dem latenten Hang, sich an junge Männer anzukuscheln. Und selbst der gute Miles war im Grunde genommen nicht der Schlechteste, trotz seiner zermürbenden Gewohnheit, mich als etwas anzusehen, das man nach einer babylonischen Orgie unter dem Tisch findet.

«Also hör jetzt mal, Miles, alter Junge –» begann ich.

Ich war mir bereits darüber im klaren: die Hälfte seiner häuslichen Wirren rührte davon her, daß er sich wie ein Hitler der Diät aufführte.

Sämtliche Ehepaare schnauzen von Zeit zu Zeit einander an, ohne daß dies üblere Folgen hat als etliche zugeknallte Türen oder ein paar Fußtritte nach dem Hund, aber wenn sie noch dazu die Blutzuckerquote Verhungerter haben, gibt es natürlich akutere Symptome.

«Miles, alter Junge, von Mann zu Mann gesprochen –» setzte ich neuerdings an.

Ich hielt inne. Die Schwierigkeit bestand darin, die richtige Behandlung zu finden. In der allgemeinen Praxis tauchen zweimal täglich eheliche Unstimmigkeiten auf, getarnt als alles zwischen Neu- und Gürtelrose. Unsere britischen Ärzteschulen jedoch – mögen sie noch so scharf auf solides Zeug wie Brüche und Risse sein – lehren uns dagegen keine besseren Maßnahmen, als dem Gatten das Golfspiel und der Gattin die Beschäftigung mit Politik ans Herz zu legen.

«Der Smoking hätte mir jedoch recht gute Dienste leisten können», war alles, was Miles unter leichtem Hüsteln sagte.

Ich stellte zu meiner Überraschung fest, daß er eine meiner Zigaretten rauchte.

«Ich seh dich zum erstenmal wieder mit einem Glimmstengel im Mund seit dem Abend, als du deine frisch erworbene Lehramtswürde in Oxford damit feiertest, den Fahrradreifen des Dekans anzustechen», sagte ich.

«Es wird nicht meine letzte Zigarette sein», erwiderte Miles ruhig. Er warf mir einen lüsternen Seitenblick zu, der durch weiteres Hüsteln unterbrochen wurde. «Wie wär's mit – äh – mit einem Schnellen?»

Ich starrte ihn an. «Aber du trinkst doch sonst nur zu Weihnachten?»

«Jetzt will ich's aber. Brauche dringend eine – äh – eine kleine Schmierung. Na?»

Ich zuckte die Achseln. Immerhin war ich der Gastgeber, also förderte ich die Reste meines Scotch unter dem Abwasch zutage.

«Prost, Bruder, schenk mir einen ein, heut abend sauf ich wie ein Schwein», sagte Miles.

«Hör mal», fragte ich, nachdem er fertig gegurgelt hatte. «Fühlst du dich auch ganz wohl? Hat am Ende die nervliche Anspannung der letzten Tage –»

«Ich fühle mich», erklärte Miles kurz, «wie ein Neugeborener. Ich habe den Tag damit verbracht, meine Seele zu prüfen», informierte er mich. «Seit Jahren führe ich als vorbildlicher Gatte ein Leben der Sittenstrenge und Rechtschaffenheit. Was nützt das schon bei einem herzlosen Weibsbild wie Connie? Sie hat mich gezwungen, sie zu verlassen und Strohwitwer zu werden. So will ich mich auch, hol's der Teufel, wie ein Strohwitwer benehmen. Wie wär's mit einem weiteren – äh – Abschiedstrunk, bevor wir uns auf die Strümpfe machen?»

«Ich würde das Ganze nicht so radikal angehen», riet ich, ihm einen

Kleinen einschenkend. «Für einen soeben Neugeborenen hast du das Entwöhnungsstadium recht rasch hinter dich gebracht.»

«Heut nacht –» Miles zwinkerte mir zu. «Heut nacht gehen wir aus und zwicken uns – wumm – etwas Knuspriges auf. Ja, das tun wir! Wir stellen London auf den Kopf und reißen der Welt einen Haxen aus! Was hast du da, verdammt noch mal, zu lachen?» fragte er erbost.

«Verzeih, alter Junge», entschuldigte ich mich. «Du kommst mir nur wie eine Jungfer von der Heilsarmee vor, die bei einem Strip-tease mitwirkt.»

«Strip-tease – ins Schwarze getroffen!» rief Miles sofort. «Wollte mir immer schon eines ansehen. Hab nie Gelegenheit dazu gehabt, solang ich bei der Moralkommission war. Der Bischof hat die Strip-teases stets gestrichen.»

«Mein lieber Miles», wandte ich ein, nicht unbedingt entzückt von der Vorstellung, diese Nacht gemeinsam mit meinem Cousin um die Ohren zu schlagen, «könntest du nicht deinen Abstieg in die Unterwelt auf morgen verschieben? Es liegt ein reichlich ermüdender Tag hinter mir.»

«Cheltenham ist doch nicht so weit.»

«Nein, das nicht», räumte ich ein. «Aber wenn du dich in Nachtlokalen herumtreibst, wird dich bestimmt jemand erkennen. Diese Örtlichkeiten sind stets voll von Leuten, die man am wenigstens dort erwarten würde. Und wenn sich das je im St. Swithin herumspräche –»

«Daran habe ich bereits gedacht.» Miles zog eine große schwarze Brille aus der Brusttasche. «Damit bin ich völlig unkenntlich, überzeuge dich. So tarnen sich, glaube ich, alle Filmstars, wenn sie Lasterhöhlen aufsuchen.»

Er sah eigentlich nicht anders als ein Miles mit Sonnenbrille aus, aber ich sagte: «Na schön. Wenn du wirklich die Stadt auf den Kopf stellen willst, komm ich lieber mit, damit dir kein Haar gekrümmt wird.»

«Übrigens», sagte Miles, seine Zigarette abtötend, «wo finde ich einen Buchmacher? Mich juckt's, einen schönen Batzen auf ein Pferd zu setzen.»

Ich hätte wohl von allem Anfang damit rechnen sollen, daß Miles' Hemmungen wie alte Gummibänder zerplatzen würden. Vor allem, sobald er seine schwarze Brille aufsetzte – er bildete sich ein, weil er kaum jemanden zu erkennen vermochte, würde niemand ihn erkennen.

«Führ mich in eine Kneipe», verlangte er. «Wollte immer schon in eine richtige Kneipe gehen.»

«Wie du wünschst, alter Junge.»

Ich meinte, wir wären am besten in meinem Stammlokal aufgehoben, einem jener sauberen und gemütlichen kleinen Wirtshäuser, die man manchmal durch einen glücklichen Zufall in London findet; man hat in ihnen das Gefühl, als würde der Wirt einem die Getränke in seiner guten Stube reichen. Es wurde von so soliden Bürgern wie Polizisten, Postboten und Dienstmännern besucht und von einem sehr anständigen Ehepaar in mittleren Jahren, einem Ex-Gardisten und seiner rheumatischen Frau, geführt, die mich stets herzlich willkommen hießen und mir bisweilen auch Kredit gewährten.

«Guten Abend, Mrs. Hildenborough», begrüßte ich die hinter dem Schanktisch stehende Wirtin.

«Guten Abend, Doktor. Schon lange nicht gesehen.»

«War auf Verwandtenbesuch in Cheltenham. Zwei Maß, bitte.»

Miles beugte sich über die Theke. «Guten Abend, Schätzchen», sagte er, wobei seine Brille um ein Haar in ihrem Jumper hängengeblieben wäre.

Mrs. Hildenborough blickte recht überrascht drein, grüßte jedoch freundlich zurück: «Guten Abend. Ist's so recht für Ihren blinden Freund?» fragte sie mich, den Krug vorsichtig neben Miles' Ellenbogen stellend.

«Alle Mann hergehört», verkündete Miles.

«Was sagst du, alter Junge?»

«Ich laß eine Runde springen. So sagt man doch? Du lieber Gott», rief er, in seine Rocktasche greifend. «Meine Brieftasche! Sie ist in meinem anderen Sakko in deiner Bude geblieben.»

«Ich geh sie holen», erklärte ich, da ich nicht Lust hatte, für unsere Tour auch noch zu blechen. «Bin in einer Minute wieder da. Trink nicht meine Maß Bier aus.»

Miles' Brieftasche fand ich bald, aber ich lief der lieben Alten über den Weg, die die Treppe zum umgebauten Pferde-Speisesaal scheuerte und mit mir wie gewohnt über ihre Nieren plaudern wollte. Während ich ihr meine ärztliche Beratung zuteil werden ließ, dachte ich voll Unruhe, daß sich mein Cousin in der ihm ungewohnten Umgebung vielleicht unbehaglich fühlen mochte.

Tatsächlich erreichte ich das Wirtshaus just in dem Augenblick, als er durch die Tür auf das Pflaster segelte; Mr. Hildenborough sah ihm, sich die Hände abwischend, nach.

«Daß ich dich nie wieder in meinem Haus zu sehen krieg, Dreckskerl», brüllte der Wirt. «Und das gilt auch für Sie, Dr. Grimsdyke. Wenn das die Art Gesellschaft ist, in der Sie sich herumtreiben, dann will ich Sie nicht mehr unter meinem Dach sehen, danke sehr.»

«Na hör mal», rief ich perplex, als Miles sich aufrappelte. «Ja, was ist denn um Himmels willen passiert, Mr. Hildenborough? Hat er jemandem ins Bier gespuckt, oder was sonst?»

«Er ist Mrs. Hildenborough nahegetreten», erwiderte der Wirt, «kann von Glück reden, daß ich ihm nicht seine Visage eingedroschen hab. Jetzt schaut, daß ihr beide wegkommt, sonst ruf ich die Polizei.»

«Aber wir haben ja noch nicht unser Bier bezahlt –» rief ich.

«Behalten Sie sich Ihre unlauteren Einkünfte», schrie mich Mr. Hildenborough an und schlug mir die Wirtshaustür vor der Nase zu.

«Was, zum Teufel, hast du angestellt, Miles?» fragte ich.

«Das heißt einmal wirklich leben, was?» Miles staubte, keineswegs aus der Fassung gebracht, seine Hose ab. «Dieser Bursche ist das, was man einen ‹Rausschmeißer› nennt, nicht wahr? Jammerschade, daß ich in dem Moment hinausgefeuert wurde, als ich mich richtig wohlzufühlen begann. Natürlich war mein Antrag an das Barmädel nicht ernst gemeint. Wahrscheinlich hab ich ihr nicht genug angeboten.»

«Du hast doch nicht –? Großer Gott, alter Junge! Du willst doch nicht sagen, daß du Mrs. Hildenborough –?»

«So was ist doch gegenüber Barmädchen durchaus an der Tagesordnung, nein? Ich kniff sie leicht in den Hintern, als sie sich umdrehte, um irgendein Getränk einzuschenken, und da tauchte der Rausschmeißer auf. Wohin gehen wir jetzt? Wie wär's mit einem Strip-tease? Am liebsten möchte ich in dieses Varieté beim Piccadilly gehen, das ‹Wasserrad›.»

Da ich Miles so rasch wie möglich aus diesem Bezirk entfernen wollte, stieß ich ihn in ein Taxi und brachte ihn zu einer jener Nonstop-Revuen in Soho, in denen das Programm klein und einfach ist: da tritt ein Mann auf, der Zauberkunststücke macht, dann ein dürres Mädel, das seine Kleider auszieht, darauf ein Mann, der Zauberkunststücke macht, und wieder ein dürres Mädel, das seine Kleider auszieht, und so weiter. Aber Miles war davon recht enttäuscht, wahrscheinlich deshalb, weil er Woche für Woche dasselbe im Frauen-Ambulatorium sah; von den Zauberkunststücken hingegen war ich mächtig angetan.

«Und nun», verkündete Miles in der Old Compton Street, nachdem das erste dürre Mädel zum zweitenmal erschienen war, «mußt du mir das Richtige zeigen.»

«Das Richtige? Was verstehst du darunter?»

«Das richtige Leben in der Gosse.» Abermals warf er mir einen lüsternen Seitenblick zu und stieß mich in die Rippen. «*Du* kennst es.»

Ich seufzte. Wie die Touristen auf der ganzen Welt, von Reykjavik bis Rio de Janeiro, glaubte Miles, es gäbe da eine ungeheuer verworfene Vorführung, ausschließlich von Eingeborenen besucht, die dem Zuschauer derart durch Mark und Bein geht, daß er noch jahrelang an Winterabenden davon zehren kann. In Wirklichkeit sitzen die Eingeborenen stets zu Hause vor dem Fernsehapparat und füllen ihre Totoscheine aus – aber Miles drang in mich, ihn in das «richtige» Lokal im West End zu bringen.

«Es ist ein Etablissement, das ich als Mitglied der Königlichen Kommission nie betreten konnte», erklärte er. «Man hat mir, glaube ich, immer vorgeschwindelt, man käme dabei ins Kittchen.»

Nach ein paar Drinks und einer Tüte Kartoffelschnitzel in einem weiteren Wirtshaus, kam mir die Idee, es wäre die einfachste Lösung, den Dummkopf in einen durchaus ehrbaren Nachtclub beim Berkeley Square zu bringen, den ich kannte. Da es ein teures Lokal war und der Aufwand an Kerzenstärke in derartigen Unternehmungen stets im umgekehrten Verhältnis zu den Preisen steht, würde es sowieso zu finster sein, daß Miles viel sehen konnte – von der schwarzen Brille ganz zu schweigen.

Der Ober im Nachtclub führte uns durch das Gedränge auf dem Tanzparkett zu einem Tisch neben der Musikkapelle, nachdem Miles schon auf der Schwelle Champagner bestellt hatte. Nach etlichen Gläsern hatte er neue Kräfte gesammelt und begann sich nach Weiblichkeit umzusehen.

«Hier gibt's keine», teilte ich ihm kurz angebunden mit. «Du mußt deine eigene kleine Freundin mitbringen. Die Direktion stellt nur den Alkohol und die Atmosphäre bei.»

«Aber dort drüben sitzt ein süßes, kleines Ding.» Miles wies über das Tanzparkett hinweg. «Diese einsame kleine Brünette.»

Ich wandte mich um, aber in diesem Augenblick explodierte die Jazzband von neuem, und alles sprang auf die Beine, um zu tanzen.

«Genau mein Typ», sagte Miles, sich die Hände reibend. «Nicht nur reizend, sondern auch intelligent, möchte ich sagen. Wie stellt man es an?»

«Was?»

«Na, sie anzuzwicken, natürlich.»

«Du meinst wohl aufzwicken?»

«Stimmt. Was ist da üblich?»

«Du kannst dem Kellner ein Pfund zustecken und ihn bitten, eine Nachricht zu überbringen», sagte ich; der ganze Ausflug wuchs mir nicht nur bereits zum Hals heraus, ich war auch schon halb eingeschlafen. «Aber ich würde an deiner Stelle davon absehen, denn sie ist bestimmt mit einem Gardeoffizier oder Lord hier, der dir Saures geben wird.»

Bevor ich ihn hindern konnte, packte Miles einen vorübereilenden Kellner an den Frackschößen und drückte ihm ein Pfund in die Hand. «Informieren Sie bitte die brünette Dame mit dunkler Brille am gegenüberliegenden Tisch, daß ich mich heftig in sie verknallt habe», instruierte er ihn.

«Sehr wohl, Sir.»

«Jetzt ist's aus», sagte ich verstört und warf einen schnellen Blick auf den Notausgang hinter uns. «Sie wird die Direktion verständigen, und damit wirst du heute zum zweitenmal hinausgeschmissen.»

«Ich wundere mich über dich, Gaston», erwiderte Miles beschwingt. «Ich wundere mich wirklich. Du hast überhaupt keine Initiative, keinen Mumm. Habe deutlich gesehen, wie mir das Mädel äußerst einladend zulächelte. Warte nur!»

«Hör mal, Miles, wir sind am Berkeley Square, nicht in Buenos Aires –»

Der Kellner erschien wieder. «Die Dame läßt Ihnen danken, Sir, und Ihnen sagen, Sie seien der Mann ihrer Träume, Sir.»

«Was hab ich dir gesagt?» strahlte Miles. Er steckte dem Kellner ein weiteres Pfund zu. «Fragen Sie die Dame, ob sie mir die unendliche Freude machen würde, sich an unseren Tisch zu setzen.»

«Sehr wohl, Sir.»

«Ich glaube wirklich, Gaston», sagte Miles selbstgefällig, «daß du keine Ahnung davon hattest, welche Anziehungskraft ich auf Damen ausübe.»

«Das war, meiner Seel, eine glatte Eroberung», gab ich zu.

«Ich besitze, schätze ich, ein beträchtliches Ausmaß von dem sogenannten Sex-Appeal. Sehe keineswegs übel aus, habe einschmeichelnde Umgangsformen und führe nicht nur unterhaltende, sondern auch intelligente Konversation. Wäre nicht meine – übrigens recht anziehende – Schüchternheit, könnte ich zahllose Eroberungen beim schönen Geschlecht buchen.»

«Du kannst jetzt gleich damit beginnen», sagte ich. «Da kommt sie.»

«Liebe Dame», Miles stand auf und verbeugte sich so tief, daß er um ein Haar den Eiskübel umgeworfen hätte, «wie reizend von Ihnen!»

«Das Vergnügen ist ganz auf meiner Seite», sagte das Mädchen mit der dunklen Brille und bot ihm die Hand.

Dann faßten sie einander näher ins Auge.

«Connie!» brach es aus Miles hervor. «Was zum Teufel hast du in dieser – dieser schändlichen Lasterhöhle zu suchen?»

«Miles, du elender Wurm! Und was hast du, wenn ich fragen darf, hier zu suchen, he?»

«Gaston hat mich hergeschleppt», erwiderte Miles rasch. «Und du läßt dich hier von wildfremden Männern mit den niedrigsten Absichten ansprechen –»

Connie stampfte mit dem Fuß auf. «Du Schwein! Solche Absichten hattest du also gegenüber einer schutzlosen alleinstehenden Frau, ja?»

«Das meinte ich nicht», fuhr Miles sie an. «Du warst darauf aus, mich regelrecht zu verführen. Deinen eigenen Gatten noch dazu! Das geht schon über die Hutschnur!»

«Geh zum Teufel», rief Connie und hieb ihm mit der Champagnerflasche eins über den Schädel.

Danach gab's einen kleinen Wirbel, aber ich kümmerte mich nicht darum. Ich hatte mich bereits dafür entschieden, über Notausgang und Feuerleiter das Weite zu suchen. Es war für Grimsdyke an der Zeit, diesen bewegten Tag seinem Ende zuzuführen.

13

«Mein Leben», erklärte Miles am nächsten Tag beim Rasieren, «wird nie mehr wieder das alte sein.»

«Nun, dein Gesicht sieht allerdings fürs erste recht anders aus», sagte ich.

Miles schielte im Spiegel auf seine veränderten Züge.

«Es ist in der Tat ein Pech, daß ich mir ein Augenhöhlen-Hämatom derartigen Ausmaßes zugezogen habe», gab er zu. «Ich habe mir jedoch, sollte mich jemand nach der Ursache dieser Verletzung befragen, bereits eine höchst sinnvolle Ausrede zurechtgelegt.»

«Habe mir für heute abend ein rohes Steak vorgestellt», teilte ich ihm mit. «Wenn du willst, kannst du deines äußerlich nehmen.»

Ich hatte meinen Cousin kaum eintreten und aufs Feldbett fallen gehört. Diese Flüge über den Atlantik mit einem Martini alle hundert Meilen sind ja recht schön, aber nachher ist man doch sehr erschöpft, vor allem, wenn man sich von der New Yorker Zeit auf die englische Sommerzeit umstellen muß. Ich hätte wohl anständigerweise im Nachtclub bleiben und alle diese finsteren Vögel im Smoking besänftigen sollen, die bei solchen Gelegenheiten bedachtsam aus den schattigen Winkeln hervorzutreten belieben. Oder ich hätte mein Scheckbuch für den Fall bereithalten sollen, daß Miles gegen Bürgschaft auf freien Fuß gesetzt werden konnte – ich hatte für derlei Gelegenheiten bereits ein gutes Training. Doch als ich nach Hause kam, war mein erster Gedanke, daß ich den Diwan nun für mich hatte.

«Die klinische Geschichte deiner Verletzungen erfasse ich, ehrlich gestanden, nicht ganz», sagte ich zu Miles, während ich zwei Eier zu kochen begann.

«Diesen verdammt saftigen Hieb auf deinen Schädel versetzte dir, soviel ich weiß, Connie mit der Champagnerflasche. Hat sie das Verfahren mit einer gemischten Behandlung von Quetschungen und Schnitten in der Unterkiefergegend ergänzt?»

«Die kleineren Traumata», versetzte Miles gelassen, indem er sich vorsichtig einseifte, «wurden mir von jener Person beigebracht, die mich vom Thron ihrer Zuneigung absetzte.»

«Oh?» Ich stellte die Eieruhr auf.

Mein Cousin schilderte des langen und breiten, wie ein dunkelhaariger, geschniegelter Bursche, der eben vom Telefonieren zurückkam, angesichts seiner Partnerin, die Champagnerflaschen wie Dreschflegel durch die Luft sausen ließ, das Tanzparkett überquerte und Miles wortlos unter den Horsd'œuvres niedergestreckt hatte.

«Zum Glück kam ich bald zu mir.» Er lächelte kühl durch den Seifenschaum. «Und es gelang mir, Connies Gigolo mit einem Tritt in den Unterleib kampfunfähig zu machen.»

«Aber, Miles, du Esel! Woher wußtest du, daß es nicht einer von Connies Verwandten oder ein alter Freund der Familie war?»

«Connies Verwandte kenne ich sehr gut. Die steigen alle recht häufig und beträchtlich lange bei uns ab. Und Connie würde sich nie Freunde zulegen, die ich nicht billige.» Miles lachte kurz auf. «Nun steht es ihr frei, so viele unerwünschte Bekanntschaften zu machen wie sie will, da ich eine Scheidung als unvermeidlich betrachte.»

«Hör mal», sprach ich auf ihn ein, während ich den Toaster belud, «selbst mit einem schauerlichen Kater kannst du doch nicht im Ernst in Erwägung ziehen, dich von Connie scheiden zu lassen?»

«Ich hatte mich dafür entschieden, bevor mich noch die Direktion dieses Etablissements in so unwürdiger Weise in den Abfall-Lift beförderte. Ich glaube, es hängen noch immer Fischgräten und Kartoffelschalen auf meiner Weste.»

«Bedenke doch, was für einen idiotischen Eindruck du bei Gericht machen würdest, wenn du auf die Frage des Richters ‹Mit welcher Begründung?› antwortest: ‹Sie hieb mir mit meiner Flasche Bollinger über den Schädel, Mylord.› Damit dürftest du dir nicht die größten Sympathien erringen.»

«Du übersiehst den Dritten.»

«Zum Teufel! Möchte wetten, das war eine ganz einwandfreie Sache, so wie ich Connie kenne. Will sagen, wie ich Connie nach allem, was du mir über sie erzählt hast, kenne.»

«Ich mag die Eier nur leicht gekocht», sagte Miles und setzte sich nieder.

Mein Cousin war ein schweigsamer Esser, der seinem Frühstück so systematisch den Garaus machte wie allem, das ihm im Laufe dieses Tages unterkam. Erst als er die Marmeladereste von seinem Borstenschnurrbart wischte, erklärte er:

«Das waren dreihundertfünfzig Kalorien. Du irrst, Gaston, wenn du annimmst, daß ich meine Scheidung von Connie aus Gründen der Grausamkeit einreiche.»

«Du kannst sie, vermute ich, auch durch böswilliges Verlassen erreichen, aber ein Anwalt sagte mir einst, daß man das drei volle Jahre durchhalten muß», erwiderte ich, wobei ich mir rasch ausrechnete, daß dies für mich achtzehn Monate auf dem Feldbett bedeutete.

«Ich habe vor, eine Scheidung auf Grund ehelicher Untreue durchzusetzen.»

Ich sah meinen Cousin, der mir am Tisch von der Größe eines Damebretts gegenübersaß und die leere Eischale mit seinem Löffel beklopfte, in einem neuen Licht.

«Miles, du alter Schlaufuchs! Hast dir all die Jahre heimlich ein Püppchen –»

«Wie kannst du's wagen, Gaston! Nein, es ist nur deshalb, weil ich mich – trotz Connies schändlichem Benehmen – wie ein Gentleman aufführen möchte. Ich entnehme den Zeitungen, daß man dergleichen arrangieren kann.»

«Hör mal, alter Junge – solltest du dich nicht mit deinem Anwalt beraten?»

«Ich ziehe es vor, meinen Anwalt da aus dem Spiel zu lassen. Zudem ist er Connies Bruder. Nein, mein lieber Gaston – ich beabsichtige, die Organisation dieser ganzen Angelegenheit dir zu übertragen.»

«Mir? Aber zum Teufel, was versteh ich schon von Scheidungen?»

«Eine ganze Menge, möchte ich sagen, da du dich frei in der *demimonde* bewegst, wo derlei Ereignisse nicht nur alltäglich, sondern auch üblich sind. Die Sache muß noch vor Ende meines Urlaubs erledigt sein, da ich im St. Swithin viel zusehr angehängt bin, um sie dann zu betreiben. Und du wirst äußerste Diskretion wahren. Geschiedene Ärzte sind nicht populär. Vor allem darf die Sache nicht Mr. Zeus Odysseus zu Ohren kommen – du weißt schon, dem bekannten griechischen Millionär.»

Ich nickte. «Jeder Mensch, der Zeitungen lesen kann, kennt seinen Namen.»

«Frau Direktor Hilda hatte das Glück, ihn beim Internationalen Kriminalitätskongreß in Athen kennenzulernen; er war durchaus geneigt, eine beträchtliche Summe für die Gründung eines hiesigen Instituts zur Erforschung der Jugendkriminalität zu spenden. Deren Leiter würde selbstverständlich ich sein. Mr. Odysseus trifft in Kürze hier ein, um die Pläne zu begutachten. Es ist dies ein Unternehmen, das Frau Direktor Hilda sehr am Herzen liegt, und – doch dies ganz unter uns – auch dem Premierminister.» Miles trank seinen Kaffee aus. «Kannst du schon jetzt den Pair in mir sehen, Gaston, he? Ha ha!»

«Ha ha», sagte ich.

«Mir würde es gar nicht behagen, wenn Mr. Odysseus den Eindruck gewänne, daß mein Privatleben Anlaß zu Skandalgeschichten gibt.»

«Glaube nicht, daß eine Scheidung, so oder so, dem Burschen viel zu denken gäbe», entgegnete ich. «Ich weiß gar nicht mehr, ob er im Laufe der Jahre mehr Frauen oder Millionen gesammelt hat.»

«Ich muß jetzt zu Lloyds gehen – mir ist zu Ohren gekommen, daß seine Jacht bereits in der Nähe der Klippen von Dover gesichtet wurde. Du könntest mich heute abend wissen lassen, Gaston, was ich alles tun muß, um die Sache wie ein Gentleman hinter mich zu bringen. Wo ist meine dunkle Reservebrille?»

Miles erstarrte. Donnerndes Klopfen erscholl von der Eingangstür.

«Doch nicht jemand vom Nachtclub ...?»

«Wird wahrscheinlich nur der Briefträger mit einem Armvoll Musterproben von Arzneimittelfirmen sein.»

Auf der Türmatte stand Sir Lancelot.

«Guten Morgen, Grimsdyke. Hoffentlich – Großer Gott, was tut der hier?» fragte er und starrte Miles an.

Miles grinste schwächlich. «Kam auf einen Sprung vorbei, um mit Gaston fachzusimpeln.»

«Doch nicht zu dieser Stunde?»

«Bei einem Arbeitsfrühstück, Sir», gab ich scherzend zurück.

«Hm. Wem haben Sie dieses verdammt große blaue Auge zu verdanken?»

«Ich bin dummerweise bei Dunkelheit eine Treppe hinaufgestiegen und in eine Tür gerannt», sagte Miles und setzte rasch seine Brille auf.

«Ja», sagte Sir Lancelot, «und das Baby des Dienstmädchens hat der Storch gebracht. Wer hat ihm eine geschmiert, Grimsdyke? Ein mißvergnügter Patient oder ein mißvergnügter Ehegatte?»

Miles setzte abermals ein Grinsen auf, griff nach seinem Hut, murmelte etwas von einem dringenden Fall und polterte treppab.

«Was da vorgeht, entzieht sich total meinem Fassungsvermögen», erklärte Sir Lancelot. «Aber es geht mich schließlich nichts an. Da ich die Nacht in meinem Absteigquartier in der Harley Street verbrachte, komme ich bei Ihnen vorbei, um zu erfahren, wie die New Yorker Konferenz ausgegangen ist.»

«Ich habe den Bericht bereits zum Großteil fertiggestellt, Sir. Leider fand ich gestern keine Zeit, ihn abzuschließen. Es war ein recht bewegter Tag.»

«Es eilt nicht, lieber Junge. Mußte meine Klinik leider schließen. Meine Frau», erklärte er, sich den Bart streichend, «erhob aus mir unverständlichen Gründen Einwände dagegen. Da ich jedoch irgend etwas unternehmen muß, um mein Haus und meine Fischrechte zu bewahren, beabsichtige ich, sie in Form eines Heimes für unausgeglichene Teenager wiederzueröffnen.»

«Teenager, Sir?»

«Ja. Die sind jetzt der letzte Schrei. In meinen Jugendtagen waren natürlich die Teenager noch nicht erfunden, und Jugendliche galten sowieso als unausgeglichen. Meiner Meinung nach sollte man es der Jugend besonders schwer machen, damit sie sich auf etwas freuen kann, wenn sie erwachsen ist.»

«Gewiß, Sir. Eine Tasse Kaffee, Sir?»

«Danke, habe schon gefrühstückt. Leider haben meine Ansichten bereits eine Auseinandersetzung mit Frau Direktor Hilda Parkhouse, einer der schauerlichen Freundinnen meiner Frau, bewirkt –»

«Ja, Sir. Ich bin mit ihrer Tochter verlobt, Sir.»

«So so. So so.»

«Was finden Sie da komisch, Sir?» fragte ich, als ich ihn breit grinsen sah.

«Das würden Sie leider nicht verstehen, Grimsdyke. Nein, ganz bestimmt nicht. Haben Sie heute in den *Times* meinen Artikel über Jugendkriminalität gelesen?»

«Ich fürchte, Miles hat die *Times* mitgehen lassen. Hat seine zu Hause vergessen, Sir», fügte ich schnell hinzu.

«Wie ich sehe, schlafen Sie in zwei Betten, Grimsdyke?»

«Ja, Sir. Bin irgendwie sehr ruhelos. Schlüpfe gern mitten in der Nacht in ein kühles Lager.»

«Hm.»

«Und – äh – wären Sie so gut, Sir, Frau Direktor Hilda gegenüber nicht zu erwähnen, daß ich mit Ihnen in New York war?»

«Hm.»

«Wollte sie selber mit dieser Nachricht überraschen, Sir.»

Sir Lancelot seufzte. «Ich muß wirklich sehr alt wirken. Niemand nimmt sich mehr die Mühe, mich ordentlich anzuschwindeln. Na schön, Grimsdyke. Senden Sie den Bericht per Post nach Wales. Und für dieses angeschlagene Auge empfehle ich kalte Umschläge.»

Sir Lancelot ging. Ich räumte die Eischalen weg. Miles war wirklich ein Dummkopf. Nicht, daß ihn dies für das House of Lords disqualifizieren würde, nach den Reden zu urteilen, die dort von Zeit zu Zeit losgelassen werden. Miles wollte sich ebensowenig von Connie scheiden lassen, sagte ich mir, während ich den Marmeladelöffel ableckte, als sich vom Ärztestab des St. Swithin zurückzuziehen. Und da er solch ein egozentrischer Kerl war, bedeutete ihm das eine soviel wie das andere.

Der arme Miles! Ich warf die Krumen den Vögeln hin. Dieser hochqualifizierte Verstandesmensch mit seiner Chirurgie und Soziologie war nun genauso infantil wie jeder andere enttäuschte Ehemann. Das Autofahren und die Ehe, so sann ich, nichts ist wie die beiden geeignet, uns alle auf denselben gemeinsamen Nenner zu bringen.

Doch ich hatte nicht Zeit, länger über die häuslichen Probleme meines Cousins nachzudenken, denn ich mußte an meine Arbeit.

14

Nett war es, den Portier mich mit folgenden Worten begrüßen zu hören: «Schöner Morgen heute, Dr. Grimsdyke. Fein, daß Sie wieder bei uns sind.»

«Guten Morgen, Harry», erwiderte ich leutselig. «Haben sich die Leute ohne mich fortwursteln können?»

«Glaube, irgendwie haben sie's zustande gebracht, Doktor. Aber ich hab eine dringende Nachricht für Sie.»

«Oh?»

«Wollen Sie sich bitte gleich hinauf begeben, Sir. Man will die große Herzoperation nicht ohne Sie beginnen.»

«Hm. Wünscht man tatsächlich, daß ich sie vornehme?»

«Glaube, man will Sie nur als Berater, Sir.»

«Schön, Harry. Einen guten Tip fürs heutige Rennen?»

«Traue mir heute selbst nicht recht, Doktor.»

Ich fand es entschieden fein, wieder zurück zu sein, zumal der Sommer gute Arbeit geleistet und einen funkelnden Junimorgen bereitgestellt hatte – das Quecksilber im Thermometer schoß empor wie die Stockrosen. Ich eilte beschwingt den langen Hauptkorridor entlang, tauschte ein munteres Hallo mit den Trägern und den Burschen aus, die die Rollwagen schoben, mit den hübschen, kleinen Sekretärinnen und den Mädeln, die den Tee brachten. Ja, ich pfiff sogar, als ich den Personalaufzug erreichte und in die Chefsekretärin hineinlief.

«Hallo, Dr. Grimsdyke! War's schön in New York?»

«Sehr lehrreich, danke.»

«Ich glaube, der Chef möchte Sie noch auf einen Sprung sehen, bevor Sie weggehen, Doktor.»

Ich runzelte die Stirn. «Ist am Ende etwas danebengegangen?»

«O nein, Dr. Grimsdyke. Ganz im Gegenteil. Er war von der großen Gehirnoperation, die Sie vor Ihrer Abreise vornahmen, regelrecht begeistert.»

«Freue mich, daß ich zum Auskratzen noch zurechtkam. Der Chef zeigte natürlich enorme Inspiration», gab ich das Kompliment zurück.

Die Sekretärin blätterte in ihrem Vormerkbuch. «Nächste Woche haben Sie die große Transplantationsoperation, Dr. Grimsdyke. Werden Sie da die künstliche Niere brauchen?»

Ich nickte. «Unbedingt die künstliche Niere.»

«Werde dafür Sorge tragen. Der Chef möchte wissen, ob er alles Ihnen überlassen kann?»

«Alles», sagte ich.

Sie lächelte. «Das wird ihn riesig freuen, Doktor.»

Ich lächelte zurück, drückte auf den Knopf und glitt empor.

Als ich die Tür im obersten Stockwerk aufstieß, befand ich mich im vertrauten Operationssaal mit der riesigen schattenlosen Lampe, dem spiegelnden Operationstisch, denselben kleinen Schwestern zwischen den Verbandkästchen und demselben Assistenten und Anstaltsarzt, alle reingescheuert meiner harrend.

«Hallo, Dr. Grimsdyke», begrüßte man mich. «Fein, daß Sie wieder da sind.»

«Ganz meinerseits», gab ich zurück.

«Bin gerade daran, eine dieser Herzdurchlöcherungsoperationen durchzuführen», erklärte mir der Chirurg durch seine Gesichtsmaske hindurch. «Könnten Sie mich vielleicht dabei ein bißchen beraten?»

«Na klar, alter Junge. Was wollen Sie wissen?»

«Wie soll ich den ersten Einschnitt ansetzen?»

«Von hier bis dort», erklärte ich ihm, vor den Patienten tretend. «Machen Sie bloß einen recht großen Schlitz.»

«Ein recht großer Schlitz genügt, ja?»

«Aber klar, und der Anstaltsarzt soll mit Klammern und so weiter bereitstehen, um die Blutung zu stillen.»

«Danke», nickte der Chirurg. «Darling», wandte er sich dann an die Operationsschwester, «hast du auch alle richtigen Instrumente bei der Hand?»

«Hat nicht viel Sinn, jetzt zu beginnen», wandte der erste Assistent ein, «gleich wird der Tee hereingebracht werden.»

«Habe gegen ein Täßchen nichts einzuwenden», erklärte der Chirurg.

«Ich auch nicht», sagte der Patient und erhob sich vom Operationstisch.

«Hier wird sowieso eine Pause für eine Werbesendung eingeschaltet», fügte die Operationsschwester hinzu.

«Wiederholung der Probe in fünfzehn Minuten», ertönte die Stimme des Producers in der Sprechanlage. «Danke für Ihre Beratung, Dr. Grimsdyke.»

Das war ein Job, der einen in Atem hielt, das muß man sagen. Ein einziger Fehler im Operationssaal, und man bekam ihn noch wochenlang vorgeworfen. Wo sind die Zeiten, da man einen Appendix mit Hilfe einer zerbrochenen Geburtszange und dem Ding, mit dem man ins Trommelfell hineinschaut, entfernte? Heutzutage braucht der Chirurg nur die falsche Catgut-Stärke zu wählen, und die Leute beginnen im Nu entrüstete Briefe zu schreiben. Daher mein Job als technischer Berater bei der Sendung «Ambulanz für jedermann», die bekanntermaßen die gesamte Nation an den Mittwochabenden von sieben bis halb acht zum Stillstand bringt. Allerdings geht es über meinen Verstand, daß man nach einem schweren Arbeitstag Entspannung findet, indem man in der guten Stube die Beine hochlagert und zusieht, wie Leute unter Strömen von Blut riesige Tumore entfernen.

«Ich werde ihnen nach der Teepause zeigen, wie man anästhetisiert und Verbände anlegt», erklärte ich dem Producer. «Muß vorher nur noch einen Sprung in die Garderobe hinunter, um mit jemandem zu sprechen.»

Ich bahnte meinen Weg durch das Fernsehstudio mit seinen zahllosen bibliotheksmäßig ausstaffierten Arbeitsstätten aus bemalter Pappe, wo sich gewisse Leute über die politische Situation zu verbreiten pflegen. Dann durchquerte ich das danebenliegende Studio, wo man für den «Großen Starrummel» probte, jene Sendung, die bekanntermaßen die gesamte Nation an den Samstagen von halb neun bis neun zum Stillstand bringt.

«Oh, da kommt der Doktor», rief eine Stimme, als ich mich zwischen teetrinkenden Mädchen hindurchschlängelte, die mit Straußenfedern bekleidet waren. «Hallo, Doktor! Wie geht's?»

«Hallo, Gertrude», grüßte ich zurück. «Was macht der Rücken?»

«Gar nicht so schlimm, danke, Schätzchen. Natürlich zwickt's mich von Zeit zu Zeit. Das machen wahrscheinlich die Jahre. Keiner von uns wird jünger, was? Obwohl wir alle in diesem Geschäft das Gegenteil beweisen wollen. Haben Sie schon die schlimme Nachricht gehört?»

«Was für eine schlimme Nachricht? War leider weg.»

«Sie streichen unseren Akt.»

«Ach nein!» rief ich mitfühlend. «Das hieße ja, die drei Hexen aus ‹Macbeth› streichen. Will sagen, Rollen der gleichen Bedeutung –»

«Joan und Cissy telefonieren eben mit unserem Agenten. Ich nehm an, der wird schon einen Wirbel schlagen.»

«Bestimmt», tröstete ich sie, «wo doch euer Akt so brillant ist. Wartet nur, was die Leute nach dem ersten Samstag schreiben, wo ihr nicht dabei seid.»

«Wären Sie nicht gewesen, Doktor, würden wir schon lange nicht mehr in der Show mitgewirkt haben. Alles, was recht ist.»

«Aber, aber», sagte ich. «Aber, aber.»

Das Nette an meinem Fernseh-Job waren – davon abgesehen, daß ich nur einmal wöchentlich zu arbeiten hatte – all die vergnüglichen Schauspieler und Schauspielerinnen, die ich dabei kennenlernte. Gertie Piggott war eine der drei Kautschukschwestern, die als Schlangenmenschen auftraten. Ich war eines Abends von der Überwachung einer großen Amputation dringend abberufen worden, als sie im Studio nebenan ihren Hinterkopf nicht mehr von den Fersen losbringen konnte, und hatte mir die ewige Dankbarkeit der drei Schwestern erworben, als ich Gertie auseinanderklaubte, um so mehr, als es bereits gegen Ende der Vorstellung war und sie große Schwierigkeiten gehabt hätten, sie im Autobus nach Hause zu bringen.

Ich konnte mich nicht länger damit aufhalten, der Armen mein Mitgefühl bezüglich ihres Hinauswurfs zu bezeigen, da ich Evan Crippen bemerkte, der sich auf mich zu bewegte.

Jedermann ist natürlich Evan Crippen ein Begriff. Bisweilen kommt ihm jemand unter, der ihn nicht kennt, dann nimmt sein Gesicht einen aus Schrecken und Mitleid gemischten Ausdruck an – etwa wie bei einem weitherzigen Missionar, der einen Eingeborenen beim Auffressen seiner Großmutter antrifft. Evan Crippen war unser Spitzen-Fernseh-Interviewer, ein Produkt unseres Zeitalters im selben Sinn wie tiefgekühlter Fisch und Wasserstoffbomben. Sie werden sich vielleicht erinnern, daß seine berühmten «Aug-in-Aug»-Programmfolgen stets mit knieweichgewordenen Admiralen, in Tränen aufgelösten Bühnenstars, erbleichten Richtern und auf Bahren hingestreckten Kabinettsministern endeten.

«Hallo, da sind Sie ja, Doktor», näselte Evan. Ein Lächeln huschte über seine scharfen Züge mit dem wohlbekannten Ausdruck eines gewissenhaften Sanitätsinspektors auf Ferienreise in Südeuropa. «Haben Sie in der vergangenen Woche mein Programm gesehen?»

«Ich war leider in New York.»

«Oh, verdammtes Pech. Sie kennen doch, glaube ich, diesen Burschen Sir Lancelot Spratt?» fragte er, sogleich zum Geschäftlichen übergehend.

Ich nickte.

«Habe den Zeitungen entnommen, daß er jetzt mit großem Tamtam gegen die jugendlichen Kriminellen loszieht. Wenn ich ihn und Frau Direktor Hilda für sie Sendung ‹Heute abend› zusammenspannen könnte, wär das kein schlechtes Interview, finden Sie nicht?»

Ich, für mein Teil, meinte zwar, die beiden würden sich wie ein Paar Mastodons ausnehmen, die sich nicht um die Verkehrszeichen scheren, nickte jedoch abermals.

«Frau Direktor Hilda wäre scharf darauf, wenn Sie den Alten herumkriegten.»

«Wenn Sie wollen, werde ich's versuchen», versprach ich matt.

«Danke, Doktor. Muß leider fortstürzen und einigen Schmutz an einem Feldmarschall aufstöbern.»

Auch ich stürzte fort. Ich hatte keine große Lust, Sir Lancelot den bohrenden Fragen eines Evan Crippen auszusetzen, wenn ihm dieser wie ein gewissenhafter Dentist auf den Zahn fühlte. Aber, so überlegte ich, Frau Direktor Hilda war meine künftige Schwiegermutter, und Bessere als Sir Lancelot lüfteten allabendlich ihre Ansichten und entblößten ihr Seelenleben vor der Öffentlichkeit. Ich konnte in diese Materie jetzt nicht tiefer eindringen, denn ich hatte die Tür mit der Aufschrift «Mr. Basil Beauchamp» erreicht.

Der Schrei eines Mädchens drang durch die hölzerne Scheidewand zu mir, gefolgt von den keuchenden Worten: «Töte mich morgen! Laß mich heut noch leben!»

Ich stand ratlos da, entschloß mich dann aber doch, zu klopfen.

«Herein!» rief Basil.

Der Schauspieler, angetan mit einem rosa Seidenschlafrock, lümmelte, eine Zigarre rauchend, auf einer Couch, umgeben von Vasen voll Rosensträußen. In einem Fauteuil neben den Schminktöpfen und Telegrammen hingerissener Frauen saß Lucy Squiffington.

«Oh, Gaston, Darling!» rief Lucy. «Welch baldiges Wiedersehen!»

«Ah, liebes Jungchen», sagte Basil und beäugte mich wie eine ungünstige Kritik in den Sonntagsblättern.

«Störe ich?»

«Keineswegs», lächelte Lucy. «Basil probte mit mir die Erwürgungsszene in ‹Othello›. Ist es nicht herrlich, daß er mich im Schauspielen unterrichtet? Wir hatten schon ‹Antonius und Kleopatra› in unserem Salon zur Hälfte fertig studiert, bevor ich nach New York flog.»

«Lucy hat direkt eine Leidenschaft für das Theater gefaßt, seit wir uns beim Waisenball der Schauspieler kennenlernten.»

«Und sobald Daddy zurück ist, kann ich ihn bestimmt überreden, Basils wundervolle Neugestaltung der ‹Heiligen Johanna› zu finanzieren.»

«Als Musical», ergänzte Basil.

Soviel ich mich erinnerte, hatte Lucy ihren Vater nicht einmal dazu bewegen können, eine zweite Portion Eis zu finanzieren, doch ich schwieg.

«Ich bin wahnsinnig aufgeregt, Gaston. Basil sagt, wenn ich fleißig übe, könnte ich sogar die Hauptrolle kriegen.»

«Ich brauche ein absolut süßes und unschuldiges Geschöpf dazu», erwähnte Basil. «Und bemerkenswerterweise sind das nur sehr wenige unserer führenden Schauspielerinnen. Es wäre meiner Meinung nach eine glänzende Gelegenheit für eine völlig Unbekannte.»

«Basil, ich –»

«Ich will dir meine Ideen erklären, liebes Jungchen.» Wie alle Schauspieler ließ Basil, sobald er einmal ins Reden gekommen war, sämtliche Stichworte unbeachtet. «Ich beabsichtige, das Stück damit zu beginnen, daß ich allein – ganz allein – die Bühne betrete und dann eine Rede an mich selbst halte –»

«Basil», unterbrach ich ihn mit Festigkeit. «Ich bin nur wegen eines kleinen Rates vorbeigekommen. Doch spreche ich gern, wenn du willst, erst nach der Unterrichtsstunde bei dir vor.»

«Wegen eines Rates?» Basil sah mich an, als hätte ich ihm den Vorhang auf den Kopf fallen lassen. «Handelt sich's um ein Produktionsproblem in deiner miesen kleinen Folge?»

«Nein.» Ich warf einen Seitenblick auf Lucy. «Um eine eher delikate Angelegenheit. Obgleich Lucy», fügte ich in Erinnerung an New York hinzu, «mir vielleicht auch helfen könnte. Es handelt sich um eine Scheidung.»

«Gaston! Sie sagten mir im Flugzeug gar nicht, daß Sie verheiratet seien!»

«Ich frage wegen eines Freundes.»

Basil paffte heftig an seiner Zigarre. «Liebes Jungchen, mische dich niemals, niemals in die Eheangelegenheiten anderer ein. In eine richtige blutige Messerstecherei einzugreifen ist weitaus weniger gefährlich.»

«Ich hab's so gut wie versprochen. Und da du kürzlich in dieser Art Veranstaltung schon ein bißchen geprobt hast –»

«Ich glaube, mein teures Weib ist gerade unterwegs nach Las Vegas, wo man die Scheidungen per Automaten bezieht», sagte er zweifelnd.

«Ich meine aber eine gute altmodische englische Scheidung.»

Basil beroch geistesabwesend eine Rose. «Ich glaube, liebes Jungchen, man geht das Ganze durch ein privates Detektivinstitut an.»

«Mein Freund möchte Detektive lieber vermeiden. Er wünscht eine Art Do-it-yourself-Scheidung.»

«Ich kann's ihm nicht verargen», erklärte Lucy, sich eine Zigarette anzündend. «Privatdetektive sind eine scheußliche Bande.»

«Würdeloses halbamtliches Gesindel ohne jeglichen Sinn für Humor und ständig Pfefferminzbonbons lutschend», stimmte Basil zu. «Mein teures Weib hat sie mir dereinst an den Hals gehetzt.»

«Das ist doch ganz einfach», sagte Lucy bestimmt. «Man nimmt ein Mädel an die Küste mit und wird in einer kompromittierenden Situation vom Kellner überrascht, wenn er am Morgen das Frühstück heraufbringt.»

«Sie meinen, das genügt, um die Gesetzesmaschinerie in Gang zu bringen?»

«Aber natürlich, mein Lieber. Eine Menge Freunde, die unter den Ehebanden seufzten, haben das ausprobiert. Sie können sich nicht vorstellen, wie viele neue Hüte ich mir kaufen mußte für meine Besuche bei Gericht. Es kommt auf die Kombination von Küste, Kellnern und Frühstück an», wiederholte Lucy eindringlich. «Dann weiß der arme Richter, woran er ist. Wahrscheinlich liegt ein schrecklicher Vormittag hinter ihm, wo er fortwährend überlegen mußte, ob er Scheidungsurteile aussprechen solle, und er doch wußte, daß ihm alle einen aufgelegten Schwindel erzählten. Aber sobald er einmal die alte, wohlbekannte Geschichte hört, reckt er sich, als würde er tatsächlich Ozon riechen. Ich hab's doch dutzendmal gehört: ‹Hab den Kaffee und den Räucherhering heraufgebracht›, sagt der Kellner, ‹und da befanden sie sich in einer kompromittierenden Situation.› ‹Bedingtes Scheidungsurteil›, sagt der Richter. Es ist so einfach wie das Erneuern des Führerscheins.»

«Mir persönlich wäre es äußerst zuwider, so früh am Morgen etwas Kompromittierendes zu tun», murmelte Basil, «noch dazu vor den Heringen.»

«Das ist ja alles schön und gut», machte ich geltend, «aber zu einer Kompromittierung gehören zwei.»

«Klar, daß es unsereinem nicht behagt, all diese Kellner und Heringe mit der künftigen Gattin zusammenzubringen», sagte Basil kurz und sah mich an, wie man mitten im ersten Akt Zuspätkommende im Parkett ansieht.

«Aber eine Scheidung ohne Partnerin», gab Lucy zu bedenken, «ist wie eine elegante Hochzeit ohne Braut.»

«Mein Freund hat aber keine Partnerin. Außer seiner Frau scheint er keine einzige Frau zu kennen, und die kommt wohl nicht in Frage. Deshalb, alter Junge», wandte ich mich an den Filmstar, «frage ich an, ob du nicht zufälligerweise eine Schauspielerin kennst, die augenblicklich zufälligerweise ohne Engagement ist und diese Rolle übernehmen könnte?»

Basil zog die Brauen hoch.

«Natürlich in allen Ehren», fuhr ich hastig fort. «Mein Freund würde sich unter Wahrung jeglichen Abstands mit ihr kompromittieren.»

«Ich meine», sagte Basil, sich erhebend, «dieses Gespräch sollte besser draußen fortgesetzt werden.»

«Finde ich auch», sagte Lucy lächelnd. «Bye bye, Gaston. Kommen Sie bald auf einen Drink vorbei, ja? Ich würde rasend gerne den nächsten Akt dieser Scheidung hören.»

«Danke, Lucy.» Ich lächelte zurück. «Ich muß ja unseren guten alten George im ärztlichen Auge behalten, nicht wahr?»

«Zufälligerweise, liebes Jungchen», ließ sich Basil im Korridor vernehmen, «kenne ich ein Mädchen, das sich auf solcherlei Rollen spezialisiert hat.»

«Sehr anständig von dir, daß du die Sache in Schwung bringen willst, das muß ich sagen.»

«Freue mich stets, dir oder deinen Freunden zu Diensten zu sein, selbstverständlich.» Basil machte eine Pause. «Sonderbar, daß du Lucy Squiffington kennst.»

«Lucy ist seit Kindesbeinen eine alte Freundin von mir.»

«Ja, und du mußt nach allem, was man so hört, ein recht garstiger kleiner Racker gewesen sein.» Basil lachte. «Weiß nicht, wie ich durchs Leben gehen würde, wenn ich wüßte, daß ich seinerzeit einer jungen Dame eine Qualle auf den Bauch hab fallen lassen.»

«Wir alle haben unsere kleinen Geheimnisse, stimmt's, Basil?» erinnerte ich ihn.

«Gewiß, liebes Jungchen.» Basil setzte plötzlich eine feierliche Miene auf, wie damals, als der Gasmann um eine Woche verfrüht vorsprach. «Ich möchte nicht unerwähnt lassen, daß ich während dieser scheußlichen Kostümprobe jede Gelegenheit ausnützte, um Lucy nahezulegen, was für ein goldechter Junge du bist. Hob deine Vorzüge direkt in den Himmel. Ich war mir natürlich bewußt, daß du Lucy niemals damit behelligen würdest, ihr irgendeine meiner jugendlichen unreifen Possen zu erzählen. Selbst die Größten unter uns neigen dazu, in ihrer Jugend ein bißchen unverantwortlich zu handeln.»

«Schon gut, Basil. Ich werde niemals die dunklen Punkte in deinen grünen Jahren enthüllen.»

«Nicht, daß sich Lucy nicht schrecklich darüber amüsieren würde», setzte Basil, sichtlich erleichtert, fort. «Wir sind ja, ach, so innig befreundet. Das macht die Bühne, weißt du. Die schlingt so feste Bande. Nun muß ich aber zur Probe gehen», brach er seine Rede vor der Tür des Studios ab. «Da hast du die Telefonnummer der Kleinen. Und ich rechne fest damit, daß du mir deinerseits den Gefallen erweisen wirst, mit Lucy nicht allzu intime Bande anzuknüpfen. Hm? Wird bestimmt zu unser aller Bestem sein, liebes Jungchen. Schließlich bist du nicht ganz – äh – ihre Klasse, nicht wahr? Diesen Dingen muß man einfach ins Auge blicken können.»

«Ich habe keinen wie immer gearteten Grund, Lucy wiederzusehen.»

«Gut», sagte Basil. «Erinnere mich, liebes Jungchen, daß ich dir ein paar Freikarten zukommen lasse, wenn die ‹Heilige Johanna› steigt.»

Basil ging zur Probe von «Inspektor Inchcape von Puddledock», einer Sendung, die die gesamte Nation an Dienstagen von halb sieben bis sieben zum Stillstand bringt. Ich hingegen eilte in mein eigenes Studio zurück, wobei ich mich fragte, ob mir ein Wiedersehen mit Lucy wirklich völlig piepe sei. Wo doch zwischen unseren Steuerklassen ein ebenso weiter Abgrund gähnte wie zwischen der Bank von England und unserem Sparverein. Lucy war nichts anderes als eine weite Bekannte in meinem Gesellschaftsleben, entschied ich, wie etwa Connie oder Mr. Hildenborough. Schließlich, schärfte ich mir ein, war ich doch glücklich zu preisen: noch immer war ich mit einem der nettesten Mädchen der Welt fest verlobt.

15

«Der Zug nach Whortleton mit der Abfahrt zwei Uhr fünfunddreißig», verkündete der Lautsprecher, «steht auf Bahnsteig Fünfzehn. Bitte sich ordentlich anzustellen und nicht durch die Bahnsperre zu drängen.»

«Das gilt uns», sagte ich zu Miles.

«Wie? Was?»

«Unser Zug. Wir schließen uns an das Ende der Schlange hinter dem kleinen Jungen an, der eben den Polizisten ankotzt.»

«Schauerlich», stammelte Miles.

«Um Himmels willen, Mensch, Kopf hoch! Du sollst den Eindruck eines verflixten Casanovas erwecken und nicht den von Marleys Geist.»

«Hab mir nur nicht vorgestellt, daß die Sache so sehr öffentlich vor sich geht», sagte Miles kläglich. «In den Zeitungen sieht das Ganze viel einfacher aus.»

Mein Cousin stand neben mir unter der Uhr, mit Ferien-Tweedanzug und dunkler Brille, die Aktentasche an die Brust gepreßt. Ringsum wogte die normale Regsamkeit der Victoria Station an einem heißen Julisamstag.

Nirgendwo auf der Welt ist es im Sommer schöner als in England – wenn die Sonne zufälligerweise scheint – mit seinen langen Abenden, den Erdbeeren mit Sahne, den duftenden Wicken, den trägen Flüssen, dem Geruch von frischgemähtem Gras und den schläfrigen Nachmittagen, die mit dem Klicken der Schläger auf den Golfball sanft dahinticken. Allen diesen Inseln, Bermuda, Honolulu oder Tahiti, zöge ich unsere königliche vor, obgleich sie zwischen der Guy-Fawkes-Nacht und der Ruderregatta fast durchwegs unbewohnbar ist. Und obgleich ich einräumen muß, das es, wenn es soweit ist, die silberne See zu genießen, in der jener kostbare Edelstein gefaßt ist, eine erschreckliche Menge unserer frohgemuten Mitmenschen dieses Vergnügen mit uns teilen will.

«Willst du noch immer fahren?» fragte ich Miles, als ihm jemand auf den Fuß trat.

Er nickte mit Entschiedenheit. «Unbedingt. Außerdem habe ich bereits die Fahrkarten gekauft.»

Wir begannen uns durch die wogende Flut Richtung Bahnsteig Fünfzehn durchzuarbeiten.

«Die Dame wird doch hoffentlich erst im Hotel auftauchen?» murmelte Miles. «Gottlob habe ich mich dagegen ausgesprochen, daß wir die Reise gemeinsam zurücklegen.»

«Das ist absolut garantiert. Scheint mir außerdem ein verläßlicher Typ zu sein. Verfügt über reiche Erfahrungen.»

«Wäre mir höchst zuwider, wenn alle diese Mühen vergeudet sein sollten.»

«Mir auch», stimmte ich ihm von Herzen zu. «Gib auf diesen Träger acht, der mit seinem Gepäckwagen eine regelrechte Tank-Taktik praktiziert.»

Miles leckte sich die Lippen. «Weißt du, Gaston, es ist – es ist hochanständig von dir, daß du all diese Plage auf dich nimmst.»

«Stets gerne bereit, einem Familienmitglied zu Diensten zu sein.»

«Gewiß haben wir in vergangenen Tagen kleine Meinungsverschiedenheiten ausgetragen», räumte er gerade ein, als ihm jemand mit einem Kricketschläger in die Mitte stieß.

«Nur ein Zusammenprall vetterlicher Temperamente. Durchaus üblich. Hat Shakespeare Stoff für die Hälfte seiner Stücke geliefert.»

«Aber ich möchte dir sagen, wie sehr ich es anerkenne, daß du all dies meinetwegen auf dich genommen hast.»

«Halb so schlimm. Gib acht auf den Jungen mit der Jacht. Ich diagnostiziere auch ihn als einen Fall beginnenden Vomierens.»

Natürlich hatte ich das alles nicht Miles zuliebe getan. Connie zuliebe hatte ich's getan.

«Ich hab Miles' Filzpantoffeln gebracht», hatte sie gesagt, als ich sie nach der «Ambulanz für jedermann» vor meiner Tür stehen sah.

«Er hat sie offenbar vergessen. Und seine armen Füße werden in der Nacht so kalt.»

«Hoffentlich mußtest du nicht zu lange warten?» fragte ich, indem ich sie in die leere Wohnung einließ. «Hoffentlich weißt du auch», fügte ich hinzu, «daß Miles energische Schritte unternimmt, um eine Scheidung zu erwirken?»

«Ja.» Connie tastete nach ihrem Taschentuch. «Er hat mir einen Brief geschrieben. Zwanzig Seiten lang, einige davon wirklich sehr, sehr lieb. Richtig poetisch.»

«Aber zum Teufel, Connie! Du wirst doch diese Narrenpossen nicht weitergehen lassen?»

«Ich werde ihm nicht im Wege stehen, Gaston.» Connie nahm die standhafte Miene eines Märtyrers an, dem am Marterpfahl Tinte und Feder angeboten werden. «Ich kenne meine Pflicht. Vor Miles liegt eine große Zukunft, und Klein-Bartholomew und ich sind nichts als Hindernisse. Wie stolz werde ich sein, sollte ich, mein Kind in den Armen, einen Blick von ihm erhaschen, wenn er hoch zu Roß in seiner Robe vorüberreitet, um als Pair seinen Sitz im House of Lords einzunehmen.»

Ich fand, daß Connie sich von dieser Prozedur eine reichlich romantische Vorstellung machte, erwähnte jedoch nur, wie nett es wäre, wenn Miles sie an den Abenden bei sich hätte und ihr beim Polieren seines Krönchens zusähe.

«Glaubst du, ich sollte Klein-Bartholomew alles erzählen?» fragte Connie.

«Das würde den Ausgang der Dinge nur verwirren.»

Doch sie schien dies nicht einzusehen.

«Klein-Bartholomew und ich werden ein neues Leben beginnen.» Connie betupfte ihre Augen. «Irgendwie werden wir uns schon durchschlagen. Für Miles wird es das beste sein, wenn wir den Rest unserer Tage im Exil verbringen. In St. Moritz oder Cannes, oder sonstwo.»

«Ist dir bekannt, daß Miles mich tatsächlich gebeten hat, die Scheidung für ihn einzuleiten? Selbstverständlich reizt es mich gar nicht, sein verdammter Handlanger bei eurem Auseinandergehen zu sein.»

«Ich bitte dich lediglich, Gaston, alles, was in deiner Macht steht, zu tun, um uns den Weg zu ebnen.»

«Hör mal – warum machst du nicht den Weg nach Lincoln's Inn und suchst einen dieser gefinkelten Anwälte auf? Die reißen Scheidungen aus den Gerichtshöfen wie Dentisten Zähne. Alles vollkommen schmerzlos und ohne jegliche Nachwirkung, sobald sich einmal das Gefühl der Betäubung verflüchtigt hat.»

«Mir ist es viel lieber, wenn du tust, was Miles will, Gaston.» Sie legte ihren Kopf an meine Schulter. «Bitte ... mir zuliebe.»

«Na schön», sagte ich.

Ich tätschelte geistesabwesend ihre Hand.

«Überdies», fügte sie hinzu, sich an mich ankuschelnd, «hat sich Miles damals in diesem Nachtclub einem sehr netten Freund von mir gegenüber ganz abscheulich benommen. Glaubst du, daß St. Moritz wirklich der richtige Ort für mein Exil wäre? Oder sollte ich es statt dessen lieber in Jamaica oder Rio versuchen?»

Connie war kaum gegangen, als bereits Miles erschien und erklärte, er habe sich ganze zwölfhundert Kalorien für das Abendessen aufgespart.

«Deine Gattin scheint deine Filzpantoffeln auf die Türmatte gestellt zu haben», sagte ich, indem ich mein Schürzchen anlegte, um sein Steak zu grillen. «Außerdem kann ich dir die angenehme Mitteilung machen, daß ich jemanden aufgetrieben habe, der bereit ist, sich mit dir zu kompromittieren.»

«Ausgezeichnet!» Miles rieb sich die Hände. «Hab heute kaum einen Augenblick Zeit gefunden, mich mit dieser Materie zu befassen, da ich ununterbrochen im Hafen nach Mr. Odysseus Ausschau gehalten habe. Scheint ein äußerst unberechenbarer Herr zu sein. Ich werde dieses Kompromittier-Weib wohl ganz saftig bezahlen müssen? Wieviel ist da angemessen? Dreihundert Pfund? Vierhundert? Fünfhundert?»

Hätte ich gewußt, daß Miles fünfhundert Pfund in Greifweite hatte, würde ich bereits ein weniges davon für Kost und Quartier abgezogen haben. Doch ich sagte bloß, ich würde die Dame anrufen und mich nach dem Honorar in ihrer Privatpraxis erkundigen.

«Wird Sie eine ganz schöne Stange Geld kosten, Darling», sagte Dolores, als ich sie aufsuchte. «Plus Spesen, natürlich», fügte sie hinzu, ein Paar Sealyhams fortscheuchend, die einige Scotchterriers anknurrten.

«Natürlich.» Ich zog mich unbehaglich von einem Papagei zurück, der mich argwöhnisch beäugte. «Sie werden den Herrn, dessen Mittelsmann ich bin, bezüglich der Bedingungen durchaus entgegenkommend finden. Direkt großzügig, kann man sagen.»

«Selbstverständlich würde ich so etwas nur für einen Freund Basil Beauchamps tun.» Um die Hamster machten wir einen diskreten Bogen. «Sind Sie wirklich ein Freund Basils? Auf faule Geschäfte laß ich mich nicht ein.»

«Natürlich bin ich einer», erklärte ich. «Sonst hätte ich kaum hierher gefunden, meinen Sie nicht?»

Dolores, ein brünettes, ausgemergeltes Mädchen in einem lila Overall, arbeitete in einer Haustier-Boutique in der Bond Street.

«Habe Basil schon eine Ewigkeit nicht mehr gesehen.» Sie löste ein Knäul von Hündchen auseinander. «Ist er nicht ein süßer Mensch? Ich lernte ihn kennen, als ich im Studio bei ‹St. Georg und der Drache› statierte. Im Visierhelm sah er einfach himmlisch aus.»

«Schon möglich. Nun – äh – wie steht's mit dem Honorar?»

Sie streute Ameiseneier in eine Schale mit Goldfischen. «Hängt ganz davon ab, was Sie wollen, Verehrtester.»

«Bloß – äh – eine anständige Kompromittierung, das ist das Ganze», erwiderte ich. Ich wußte nicht mehr aus noch ein.

«Ich meine, wünscht mich Ihr Herr im Bett oder außer Bett? Im Bett bedingt natürlich einen Aufschlag.»

«Natürlich. Ich glaube, er wird schon froh sein, wenn er Sie stehen und gehen sieht.»

«Wenn ich mein ganzes Zeug anbehalte, könnte ich's für fünfzig machen. Hundert kostet's im Unterkleid, hundertfünfundzwanzig, wenn ich die Beine zeige, hundertfünfzig, wenn ich meinen –»

«Wir wollen das um hundert Pfund nehmen», unterbrach ich sie; mir schien dies der angemessenste Preis im Tarif.

«Aber natürlich, Verehrtester, wenn Ihr Herr wirklich die Grenze überschreiten –»

«Gewiß. Welchen Termin können wir für die Operation ansetzen?» fragte ich rasch.

«Nicht vor nächsten Monat, Darling.»

«Nicht vor nächsten Monat?» Ich erinnerte mich, daß dann Miles' Urlaub abgelaufen sein würde. «Wäre es Ihnen nicht möglich, einen Tag, beziehungsweise eine Nacht, vor diesem Termin einzuschieben?»

«Darling, das dürfte ausgeschlossen sein. Nicht vor Beginn meines eigenen Urlaubs. Zu dieser Jahreszeit stecken wir bis über die Ohren in Arbeit, und ich helfe Miss Treadburn – meiner Chefin, einem goldigen Geschöpf – stets bei der Sommerbetreuung der Tiere aus. Jetzt verläßt einfach jeder Mensch die Stadt und gibt seine kleinen Lieblinge in Verpflegung. Ob Sie's glauben oder nicht – ich hab in meiner Bude ein Paar deutsche Schäferhunde, sechs Wellensittiche und einen Affen, die Fische nicht gerechnet. Und dann das Pudelscheren! ‹Dolores›, sagte Miss Treadburn erst gestern zu mir, ‹im Pudelscheren kann Ihnen niemand in ganz London das Wasser reichen!› Daher –»

«Ich hoffe doch, wir können einen Zeitpunkt bestimmen, der sowohl Ihnen wie den Tieren paßt», wagte ich mich, wenn auch zweifelnd, vor.

«Nun, vielleicht, Darling. Rufen Sie mich nochmals an. Oh, und nicht in Brighton bitte, ja, Darling? Ich könnte wirklich mal eine Abwechslung vertragen.»

«Die Vereinbarung mit deiner Partnerin war verhältnismäßig leicht zu treffen», setzte ich Miles einige Tage später auseinander, als er gerade daran war, seine zweite Schlafrunde auf dem Diwan anzutreten. «Die richtige Operationsstätte zu finden bietet jedoch Schwierigkeiten. Warum zum Teufel mußt du dich auf eine Scheidung im Juli kaprizieren, wo es noch dazu aussieht, als würden wir demnächst eine Hitzewelle kriegen? Es ist absolut unmöglich, irgendwo an der ganzen Küste ein Doppelbettzimmer aufzutreiben. Zumindest in einem Hotel, wo es Kellner gibt, die einem das Frühstück ins Zimmer bringen.»

«Wir werden selbstverständlich auch ein Einzelzimmer brauchen.»

«Wozu um alles in der Welt?» fuhr ich ihn recht gereizt an. «Du gedenkst doch nicht unsere alte Großmama auf eine Meerwasserkur für ihren Rücken einzuladen, oder doch?»

«Du wirst mich selbstverständlich begleiten», verkündete Miles gelassen. «Du stellst dir doch nicht vor, daß ich diese äußerst ungewohnte und irgendwie beunruhigende Erfahrung ganz allein hinter mich bringe?»

«Ich? Ich werde bestimmt nicht die Rolle eines Anstandswauwaus übernehmen.»

«Ich habe die endgültige Ausführung des Plans sorgfältig durchgearbeitet», fuhr Miles fort, ohne auf meine Worte zu achten. «Die Partnerin wird im Einbettzimmer schlafen, während du und ich das Doppelbettzimmer teilen. Am Morgen werden du und sie, nachdem die Heringe bereits bestellt wurden, rasch die Plätze wechseln. Sobald der Kellner draußen ist, kannst du zurückkehren und dich über das Frühstück hermachen.» Er holte sein übliches Lächeln hervor. «Wie du siehst, Gaston, es mangelt mir, wenn's darauf ankommt, keineswegs an List. Es gelingt mir nur, meine Schläue für gewöhnlich hinter meinem entwaffnend aufrichtigen Äußeren zu verbergen. Rufe bitte weiter sämtliche Hotels an der Küste, die im Handbuch des Automobilclubs aufgenommen sind, der Reihe nach an. Selbstverständlich nur die mit vier Sternchen.»

Das war wieder einmal echt Miles: sich vorzustellen, er könnte die ehelichen Bande wie ein schmutziges Hemd abstreifen und alles weitere mir überlassen. Doch wir haben heutzutage in England das große Malheur – mag es sich nun um Hotels oder Spitäler handeln –, daß zu viele Leute nach zu wenigen Betten jagen. Die Hotels bedauerten unentwegt, bis zur Dachtraufe komplett zu sein. Ich sah bereits Miles, Dolores und mich fröhlich auf den Klippen von Land's End nächtigen.

Dann aber stellte sich eine Reihe glücklicher Zufälle ein.

16

«Sir Lancelots Lippenstift», erklärte ich, «ist ein bißchen zu dick aufgetragen. Dafür wäre noch ein Hauch Lidschatten angebracht.»

«Und sein Puder, Dr. Grimsdyke?»

«Da und dort noch einen Tupfer, würde ich sagen.»

Das hübsche Mädchen im rosa Overall ließ ihre Puderquaste über die Stirne des Chirurgen gleiten.

«Grimsdyke», sagte Sir Lancelot.

«Sir?»

«Ist es nicht eine für unser Zeitalter deprimierende Feststellung, daß allabendlich nicht nur Chirurgen, sondern auch Bischöfe, Anwälte, Industrielle und Mitglieder des Unterhauses hier sitzen und sich wie Revuegirls zurechtmachen lassen?»

«Oh, das möchte ich nicht sagen, Sir.»

«Ich frage mich», grollte Sir Lancelot, «was Mr. Gladstone dazu gesagt haben würde.»

Es war gar nicht so schlimm gewesen, den alten Knaben zum Fernsehinterview zu überreden. Vermutlich war er nun, da die Fischsaison sich dem Ende zu neigte, darauf erpicht, das Interesse der Öffentlichkeit für seine Idee der Wiederanpassung von Teenagern zu gewinnen. Obgleich er mir jetzt nicht mehr so erpicht vorkam, wie er dasaß und sein Bild im strahlenden, von elektrischen Birnen umrahmten Spiegel anstarrte, den man in der Make-up-Abteilung des Studios angebracht hatte.

«Sie sind doch hoffentlich nicht nervös, Sir?» scherzte ich.

«Sogar ungewöhnlich. Ganz im Gegensatz zu diesem alten Drachen, Frau Direktor Hilda – verzeihen Sie, Grimsdyke, mir war im Augenblick Ihre drohende Verwandtschaft ganz entfallen –, ganz im Gegensatz zu Frau Direktor Hilda bin ich es nicht gewohnt, mich als ein ständiges öffentliches Ausstellungsobjekt zu betrachten. Unsere Ansichten gehen jedoch in einem solchen Maße auseinander, daß es als ein Mangel an sittlicher Kraft ausgelegt werden würde, wenn ich es ablehnte, im erforderlichen Augenblick mit ihr die Klingen zu kreuzen.»

Ich nickte. «Da Sie bereits in zehn Minuten in der Atmosphäre schweben, Sir, ist es wohl besser, wenn ich jetzt ins Studio hinuntergehe. Der Erfrischungsraum befindet sich am Ende des Korridors», fügte ich hinzu, dessen eingedenk, daß selbst Bischöfe gerne eine rasche kleine Erfrischung zu sich nehmen, bevor sie vor die Kameras treten.

«Danke, Grimsdyke. Man erkennt, daß Sie einmal Anästhetiker waren.»

Das Studio glich, wie alle Fernsehstudios vor einer Sendung, dem Schwarzen Loch von Kalkutta, das mittels vieler Drähte zur Fernsehbühne ausgestaltet wurde. Es wimmelte von Kameras, Kabeln und Männern in ausgefransten Khaki-Pullovern. Dazwischen stolperte, mit verlorenem und leerem Blick, der Studioleiter herum; mit seinem Sprechgerät empfing er, wie die Jungfrau von Orleans, Botschaften von oben.

Ich hatte an diesem Tag bereits mit Frau Direktor Hilda geluncht – sie hatte mir einige sehr nette Grüße von Anemone überbracht – und wußte, daß sie sich genauso in ihrem Element fühlte wie die Pawlowa vor ihrem Auftritt in «Schwanensee». Doch der arme Sir Lancelot, auf einem jener harten Sessel sitzend, die man bei Fernsehinterviews als Strafverschärfung beistellt, starrte bloß verschreckt auf das Kontrollgerät, das ein Paar munterer Seehunde zeigte, die sich gegenseitig Bälle zuschanzten.

«In zwei Minuten alle auf Posten», rief der Studioleiter, die Botschaft von oben weitergebend.

Sir Lancelots Antlitz wurde so weiß wie der Bildschirm des Kontrollgeräts.

«Ich habe vor, Sie ganz unbarmherzig zu behandeln, Sir Lancelot», lächelte Frau Direktor Hilda und drohte ihm neckisch mit dem Finger. «Aber Püffe lasse ich mir anderseits von Ihnen auch nicht gefallen. Im Fernsehen wird fair gekämpft, wissen Sie!»

Sir Lancelots Antlitz sah plötzlich so wirr zerklüftet aus wie der Bildschirm des Kontrollgeräts. Ich hielt mich ruhig im Hintergrund. Wenn Evan Crippen mich zu einem Interview bestellt hätte, wäre ich ausgewandert, hätte mir einen Bart wachsen lassen und meinen Namen geändert. Während ich auf das rote Licht wartete und die Ansagerin betrachtete, die ihre Fernseh-Halslinie ins beste Licht setzte, konnte ich nicht umhin, heftigstes Mitgefühl für den alten Knaben zu empfinden.

«Zehn Sekunden», rief der Studioleiter.

Das rote Licht flammte auf, und die eintausendvierundfünfzigste Folge von «Heute abend» eroberte die Atmosphäre.

Das Programm begann in der gewohnten Art: ein Mann verbreitete sich über die politische Lage, ein Mädchen setzte auseinander, wie man Bettdecken aus alten Farbbändern verfertigt, ein anderes Mädchen sang ein heiteres Liedchen, und ein anderer Mann verbreitete sich über etwas anderes. Schließlich blitzte das Licht an Sir Lancelots Kamera auf, und Evan Crippen begann, die beiden den nach Millionen zählenden gespannten Zuschauern vorzustellen, die – je nachdem – bei einer kalten Platte oder Cocktails saßen.

«Sir Lancelot», wandte sich Evan Crippen an den Chirurgen. «Sie schrieben neulich in der Presse, es werde viel zuviel Aufhebens mit den Problemen der modernen Teenager gemacht?»

«Nun ja, ich –»

«Wollen Sie damit im Ernst sagen, daß diese wohl größte soziale Frage unseres Landes nicht zuwenig, sondern viel zuviel Beachtung in der Öffentlichkeit findet?»

«Ich meinte –»

«Sir Lancelot, ich bin äußerst überrascht, daß ein Mann Ihres Ansehens – noch dazu auf dem überragenden Gebiet der Medizin – eine derart beklagenswert niedrige Einstellung hat.»

«Ich versichere Ihnen, daß ich –»

«Viele Teenager sehen sich dieses Programm an, und ihre Reaktion brauche ich Ihnen kaum auseinanderzusetzen. Ihre gefühllose viktorianische Haltung gegenüber dem Problem dieser zarten Schößlinge, die im geheimnisvollen Wald der Reifung heranwachsen, erfüllt mich mit Entsetzen», schloß Evan Crippen, sichtlich beglückt über die letzte Wendung.

«Wollen Sie mir bitte –»

«Sir Lancelot, würden Sie sich selbst ein Fossil nennen?»

«Ob ich mich *was* nennen würde?»

«Danke, Sir Lancelot. Dieses Interview kann man wohl als sehr aufschlußreich bezeichnen. Frau Direktor Hilda –» Die Sanitätsinspektorsnase wirbelte herum. «Sie sind also, versteht sich, unsere größte heimische Autorität auf dem Gebiet der Jugendkriminalität?»

Frau Direktor Hilda lächelte geschmeichelt.

«Ich glaube, allgemein dafür angesehen zu werden.»

«Gewiß. Frau Direktor Hilda, ich habe hier einen Zeitungsausschnitt, der etliche Jahre alt ist. Wollen Sie bitte den Zuschauern erklären, wieso Sie dann dereinst wegen Ladendiebstahls eines Hutes vom Polizeigericht zu fünf Pfund Strafe verurteilt wurden?»

Frau Direktor Hilda schnappte nach Luft – dasselbe taten alle anderen Anwesenden im Studio. «Aber ... aber ... das ist so lange her.»

«Gewiß. Doch es *war* Ladendiebstahl.»

«Ich ... ich war damals noch ein dummes Mädel ... und es war so ein hübscher Hut ... ich weiß meiner Seel nicht, was damals über mich gekommen ist ...»

«Sprechen Sie weiter, Frau Direktor Hilda.»

«Ach du lieber Himmel!» Frau Direktor Hilda angelte nach dem Taschentuch. «Ich dachte, jedermann hätte das vergessen ... wie schrecklich, nach all diesen Jahren ...»

Evan Crippen lächelte. «Sprechen Sie bitte weiter, Frau Direktor Hilda.»

Sir Lancelot klopfte ihm auf die Schulter. «Einen Augenblick, Söhnchen.»

«Lassen Sie mich in Ruhe!» fuhr ihn der Interviewer an.

«Wissen Sie, was ich von Ihnen halte?» knurrte Sir Lancelot und faßte ihn am Rockaufschlag. «Ich finde, Sie haben die Mentalität eines bösartigen Halbstarken, der des Nachts durch vorstädtische Hinterhöfe schleicht, in der Hoffnung, durch irgendein vorhangloses Fenster eine ehrbare Hausfrau in der Unterwäsche zu erspähen.»

«Unerhört!» schrie Evan Crippen auf.

«Weiter», fuhr Sir Lancelot fort und bemächtigte sich des anderen Rockaufschlags, «haben Sie die Manieren eines Schulschinders, die Ritterlichkeit eines Zuhälters, das Zartgefühl eines barbarischen Sklaventreibers und etwa soviel Takt wie ein Elefant, der ein Treibhaus zertrampelt.»

«Lassen Sie mich sofort los! Die Zuschauer –»

«Wissen Sie, was ich mit Ihnen anfangen möchte?» Sir Lancelot schüttelte ihn ein bißchen. «Ich möchte Sie ins St.-Swithin-Spital bringen und die Nacht über in der Leichenkammer einsperren. Dann würden Sie vielleicht zu erkennen beginnen, daß wir alle schwache Menschenkinder aus demselben Fleisch und Blut sind, selbst wenn unsere Egos bisweilen wie Luftballons aufgeblasen werden.»

«Wenn Sie nicht augenblicklich Ihre Hände von mir wegtun –»

«Nehmen Sie einen kleinen Rat von mir an, Söhnchen: Wenn Sie damit fortfahren wollen, die Leute mittels dieser verrückten Erfindung zum Narren zu halten, tun Sie's meinetwegen. Ich würde Ihnen bloß raten, die Äsopschen Fabeln zu lesen, wobei ich besonders auf den ‹Esel in der Löwenhaut› hinweise, mit einem kleinen Fingerzeig auf den ‹Fuchs und die sauren Trauben›. Nun aber werden Sie sich gefälligst bei der Dame entschuldigen.»

«Dieses Programm sieht keine Entschuldigung bei wem immer vor», brauste Evan Crippen auf.

«Andernfalls werde ich Ihnen Ihr dreckiges Genick brechen.»

«Oh, Sir Lancelot!» rief Frau Direktor Hilda und fiel ihm um den Hals.

«Abbrechen!» schrie der Studioleiter. «Wir lassen statt dessen diesen Film über das Dorfleben laufen.»

«Ich lasse Sie hinauswerfen!» donnerte Evan Crippen, mit dem Finger auf mich weisend. «Sind denn alle verrückt geworden?»

«Ein prachtvolles Programm», sagte der Producer über die Sprechanlage. «Lebensechtes Fernsehen.»

«Ich möchte einen Drink», sagte Sir Lancelot.

«Ich auch», schloß ich mich ihm an.

Ich schob die zwei Akteure aus dem Studio und bugsierte sie hintenherum in ein Lokal. Frau Direktor Hilda kaufte ich einen großen Brandy. Sie trank ihn, während sie zu Sir Lancelot wie einer ihrer verflixten Teenager aufblickte, der mit dem neuesten Schlagersänger im Lift steckengeblieben ist.

«Meine liebe Dame», begann Sir Lancelot, indem er sich mit einer Hand die Schminke abwischte und mit der anderen die ihre umfaßte. «Hoffentlich haben Sie sich das nicht allzusehr zu Herzen genommen?»

«Aber, Sir Lancelot! Dieser entsetzliche Mensch! Sie waren ja so wundervoll!»

«Ich hoffe, Madam, daß ich nie müßig dabeistehen werde, wenn eine Dame von einem Lumpen gedemütigt wird.»

«Und diese schreckliche Enthüllung!»

«Ich kann Ihnen versichern, Madam, mein Schrank enthält so manches interessante Knochenexemplar.»

«Sie werden doch jetzt bestimmt keine hohe Meinung mehr von mir haben?»

«Ganz im Gegenteil, Madam, ich schätze Sie jetzt um so höher ein.»

«Sie müssen mich unbedingt Hilda nennen.»

«Mit dem größten Vergnügen.»

«Sir Lancelot, Sie waren so eindrucksvoll ... so stark. Wahrhaftig ein Ritter in schimmernder Wehr.»

«Noch einen Brandy, Hilda?»

«Danke. Wie oft dachte ich mir schon, daß ein Bart das Zeichen innerer Stärke ist!»

«Äußerst freundlich von Ihnen, Hilda.»

«Ein Bart verleiht einem Mann nicht Charakter – er bezeichnet ihn nur.»

«Eine sehr gütige Beobachtung.»

«Sie müssen in Ihrer Jugend ein äußerst athletischer Mann gewesen sein.»

«Habe allerdings beim Kugelstoßen einigen Erfolg gehabt.»

Ich begann mich bereits recht überflüssig zu fühlen.

«Nun muß ich aber, Sir Lancelot, alles, was in meinen Kräften steht, tun, um Ihnen bei Ihrem neuen Vorhaben drunten in Wales behilflich zu sein. Dürfte ich vielleicht eine Schar Londoner Mädchen für einen vierzehntägigen Ferienaufenthalt hinbringen? Ich könnte es leicht arrangieren, daß Ihnen für den Unterhalt ein recht großzügiger Beitrag bewilligt wird, und für Ihre Klinik wäre es ein schöner Beginn.»

«Ausgezeichnet, Hilda! Wie wär's mit nächstem Wochenende?»

«Gewiß. Nächstes Wochenende –» Frau Direktor Hildas Blick fiel auf mich. «Aber nächsten Samstag soll ich meinen eigenen Sommerurlaub mit Anemone und Gaston in Whortleton antreten.»

«Ach, Unsinn», sagte Sir Lancelot.

«Und ich kann doch wohl nicht gut Gaston und Anemone allein nach Whortleton fahren lassen. Das wäre keineswegs gehörig.»

«Hören Sie mal, Frau Direktor Hilda», schlug ich rasch vor, «warum starten Sie – starten wir alle nicht statt dessen am Montag? Ich finde, Montag ist ein weitaus besserer Tag, um einen Ausflug ans Meer zu beginnen. Da hat man im Meer viel mehr Platz, und die Bunten Abende warten mit einer ganz frischen Show auf.»

«Wenn es Ihnen wirklich nichts ausmacht, Gaston –» sagte Frau Direktor Hilda zweifelnd.

«Nicht im mindesten. Will sagen, natürlich bin ich schrecklich enttäuscht. Aber bestimmt braucht nun auch Sir Lancelot ein Stückchen von Ihrer Zeit, Frau Direktor Hilda», schloß ich mit einem leichten Grinsen.

«In diesem Fall will ich die Hotelzimmerbestellung umbuchen lassen.»

«Bemühen Sie sich nicht, Frau Direktor Hilda. Ich übernehme das.»
«Aber ich könnte leicht ein Telegramm schicken –»
«Kümmern Sie sich nicht darum», sagte ich ihr. «Werde telefonieren, sobald ich in meiner Bude angelangt bin.»

Natürlich tat ich das nicht. Ich überließ es Sir Lancelot, Frau Direktor Hilda zum Dinner auszuführen, und eilte zurück, um meinen Cousin zu benachrichtigen. Und so geschah es, daß an diesem Samstagnachmittag Miles und ich mit ungefähr zwei Dutzend anderen Leuten, die alle nach Whortleton fuhren, in einem Zugabteil saßen.

17

«Was, zum Teufel, glaubst du, ist mit diesem vertrackten Frauenzimmer geschehen?» fragte Miles. «Ich bin fest überzeugt, daß sie überhaupt nicht auftauchen wird.»

«Laß noch nicht alle Hoffnung fahren», suchte ich ihn zu besänftigen. «Schließlich ist's ja erst knapp zehn vorbei.»

«Alles deine Schuld», erwiderte Miles barsch.

«Meine Schuld?»

«Ja, es würde mich nicht wundern, wenn du ihr alles falsch angegeben hättest: Datum, Stunde, Hotel und Ort. Du warst stets ein hoffnungsloser Fall, wenn du etwas organisieren solltest, angefangen von der Marmelade in der Schule.»

«Das ist ein bißchen stark, muß ich sagen! Habe alle diese verdammten Plagen auf mich genommen, nur weil du Connie einen Fußtritt geben willst wie einer kaltgewordenen Wärmflasche. Noch dazu muß ich Anemone und Frau Direktor Hilda das Blaue vom Himmel herunterlügen, wenn ich ihnen Montag weismache, daß du und deine Frau ihr Zimmer heut nacht übernommen habt. Gar nicht davon zu reden, was ich sagen werde, wenn im Scheidungsgerichtshof die dreckige Wahrheit an den Tag kommt. Allerdings bin ich dann», sann ich, «bereits glücklich verheiratet.»

Miles schritt weiterhin ergrimmt in unserem Zimmer im «Hotel Meeresrauschen» auf und ab.

Das «Hotel Meeresrauschen» in Whortleton war, wie der Pier und die Eisenbahn, zur Erquickung unserer viktorianischen Vorfahren angelegt worden, als diese fanden, nichts sei besser als die Meeresluft geeignet, sämtliche Leiden von Bleichsucht bis galoppierende Skrofulose zu heilen; den Armen stand, ach, nicht viel anderes zur Verfügung. Das Leben hatte sich in Whortleton hauptsächlich um die Hummertöpfe konzentriert, bevor unsere Vorfahren anfingen, in ihren Badekarren die Küste entlang zu rollen und ihrer Überzeugung Ausdruck zu verleihen, nichts sei so gesund wie der scharfe Ozongeruch – obwohl es eigentlich der Gestank verfaulenden Tangs und der örtlichen Kloake war. Die Leitung des «Hotel Meeresrauschen», die genau die richtige Ausstattung gewählt hatte, um unseren Vorfahren zwischen ihren kurzen Bädern ein trautes Heim zu bieten, sah keinen Anlaß, sie seither zu ändern, und so enthielt unser Zimmer zwei Betten mit Messingkugeln, einen massiven Kleiderschrank, der Panzersprenggeschossen standgehalten hätte, einen gedrechselten Ständer für unsere Hüte und Schirme, ein Bild, auf dem ein Zwölfender bestürzt einen zackigen Gipfel erklomm, und eine eingerahmte Mitteilung, welche besagt, daß man selber schuld war, wenn einem während des Aufenthalts die Wertsachen geklaut wurden.

«Tut mir leid», brummte Miles und versetzte der Kommode einen Tritt. «Bin irgendwie überreizt, das ist das Ganze. Kannst es mir kaum übelnehmen.»

«Durchaus verständlich», stimmte ich ihm kameradschaftlich zu. «Laß uns hinuntergehen und nochmals nach Dolores Ausschau halten. Außerdem», erinnerte ich mich, «müssen wir diese Sache mit den Heringen organisieren. Unser Ausflug hätte nicht den geringsten Sinn, wenn wir drei uns die Gräten drunten im Speisesaal aus den Zähnen stochern müßten.»

«Geh du allein», Miles griff nach seiner Aktentasche. «Ich habe noch etliches Wichtiges für eine Vorlesung vorzubereiten. Vergiß nicht, daß ich Montag vormittag wieder im St. Swithin mit der Arbeit beginne.»

«Du könntest auch eine Art Generalprobe für deine Kompromittierung vornehmen», schlug ich vor. «Üb dich am Hutständer.»

Miles zog die Brauen hoch. «Man wird mich ohne Sakko überraschen. Das genügt doch, nehme ich an?»

«Na ja – ich würde als Draufgabe noch den Kragen und die Schuhe ablegen.»

Da Miles daraufhin nur knurrte, ging ich in die Halle hinunter und lugte zwischen den Palmen hoffnungsvoll nach Dolores aus. Kein Mensch war weit und breit zu sehen, außer einem dünnen, grauhaarigen und würdevollen Alten mit Lesebrille, der hinter einem Pult beim Eingang saß und in seinen Zähnen stocherte – wohl der Nachtportier.

«Es kommen doch noch eine Menge Züge aus London?» fragte ich ihn leichthin beim Auf- und Abschlendern.

«Der letzte trifft am Samstag um zehn Uhr zehn ein, Sir. Freilich gibt's dann noch den um drei Uhr früh.»

«Oh.» Ich blickte auf meine Uhr. «Mrs. Grimsdyke wird wohl mit dem Zehn-Uhr-zehn-Zug eintreffen. Würden Sie so freundlich sein, sie in Mr. Miles Grimsdykes Zimmer, Nummer sechs, zu führen?»

«Gewiß, Sir.»

«Und nun das Frühstück.»

«Ach ja richtig, Sir.»

Der Portier schlug feierlich sein Buch auf.

«Heringe für eine Person, für mich, auf Nummer zehn. Zwei Portionen für Mr. Miles Grimsdyke und seine verflixte – Mrs. Grimsdyke, auf Nummer sechs.»

«Sehr wohl, Sir.»

«Großer Gott –» Schrecken übermannte mich. «Der Kellner wird doch hoffentlich die Heringe aufs Zimmer bringen, nicht wahr? Und nicht nur vor der Zimmertür abstellen, nicht wahr? Da könnten sie doch, wenn Sie mich recht verstehen, kalt werden, nicht wahr? Und es gibt doch nichts Garstigeres als kalte Räucherheringe, nicht wahr?»

«Wenn Sie Wert darauf legen, Sir, werde ich das Frühstück persönlich servieren.»

«Wirklich?» Ich sah mir den Kerl genau an. «Ja, das wäre das richtige. Sie tragen wohl», fuhr ich scharfsinnig fort, «nur zum Lesen eine Brille?»

«Ja, Sir. Der Arzt sagt, ich leide in hohem Grade an Weitsichtigkeit, Sir.»

«Ausgezeichnet! Auf weitere Distanz sehen Sie also gut? Und ich nehme an, Sie sind ein guter Beobachter – ich meine, in einem Hotel, wo rundum allerlei vor sich geht, müssen Sie's sein, nicht wahr?»

«Mein Hobby an den Nachmittagen ist Vögelbeobachtung, Sir.»

«Das ist geradezu famos. Und sie dürften auch ein recht scharfes Physiognomiengedächtnis haben?»

«Das ist bei meiner Arbeit lebenswichtig, Sir.»

«Das dachte ich mir. Gut so. Ausgezeichnet. Tragen Sie dafür Sorge, daß Mr. Miles Grimsdyke morgen früh ein gutes Frühstück bekommt, ja?» Ich steckte dem Burschen ein Pfund zu. «Mr. Miles Grimsdyke hält außerordentlich viel auf sein Frühstück.»

«Äußerst freundlich von Ihnen, Sir. Sie sind einer von den neuen Luchs-Leuten, nehm ich an, Sir?»

«Einer von – von was?»

«Von Luchs-Detektivinstitut. Die arbeiten gewöhnlich mit uns. Erst neulich sagte ich zum Direktor, Sir», fügte er mit väterlichem Lächeln hinzu, «wir könnten auch ihr Zeichen draußen anstecken, genauso wie das vom Automobilclub.»

«Was um alles in der Welt meinen Sie damit?»

Ich starrte ihn entrüstet an, obgleich ich im Geiste meinen Hut vor dem Kerl zog, der meinen Plan so schnell durchschaut hatte.

«Schon gut, Sir.» Der Portier lächelte mir abermals väterlich zu. «Flitterwochen und Scheidungen, die kann man schon kilometerweit riechen. Freilich, jetzt tut sich bei uns lang nicht mehr so viel an Scheidungen wie sonst, Sir. Ich erinnere mich noch an die Tage – lang, lang ist's her –, wo man vor lauter Detektiven gar nicht mehr in unsere gemütliche Stube hineinkam. In diesem Stil geht's heutzutage nicht mehr, Sir. Wahrscheinlich vonwegen der anderen Gesellschaftsklasse, die's jetzt betreibt. Man sieht's ja überall. Die Zeiten haben sich geändert. Wissen Sie, ich seh's gern, wenn eine Scheidung richtig mit Würde gemacht wird. Wenn's nach mir ginge, müßte sie bei Gericht mit einer kleinen Zeremonie verbunden werden: der Richter gibt die Braut ihrem Vater zurück, und der Detektiv steht neben dem Gatten, um den Ehering einzustecken –»

«Na schön», unterbrach ich ihn, «ich kann Ihnen genausogut reinen Wein einschenken und gestehen, was wir vorhaben. Aber wenn die verdammte Partnerin nicht auftaucht, müssen wir die Vorstellung absagen und eine Widerholung ansetzen, nicht wahr?»

«Verlieren Sie nicht den Mut, Sir. 's ist noch immer Zeit, und einige von diesen Damen sind an den Abenden schrecklich beschäftigt, Sir.»

Ich strich in der Halle herum und sah alle Augenblicke nach meiner Uhr. Ich blätterte die Magazine durch und versenkte mich in die Prospekte, die so liebevoll Feriengäste aus Übersee über Großbritannien aufklären: da wimmelte es von Fachwerk-Gasthöfen mit knarrenden Vertäfelungen und fröhlichen Wirten, die inmitten trauter Levkojen ihr Gläschen heben. Aber gegen halb elf bemächtigte sich meiner das dumpfe Gefühl, daß Dolores endgültig eine Niete war.

«Ich werde mich noch ein bißchen draußen herumtreiben», sagte ich zum Portier. «Falls eine dürre Brünette namens Dolores aufkreuzt, liefern Sie sie mit meinen besten Empfehlungen auf Nummer sechs ab.»

Das Nachtleben Whortletons erreichte eben jetzt, am Samstag, seinen wöchentlichen Höhepunkt. Der therapeutische Charme des Ortes war nunmehr von seinen anderen Attraktionen verdrängt worden; die ringsum in feenhafter Beleuchtung erstrahlenden Etablissements boten alles, was für glückliche Ferientage am Meer erforderlich ist – Zuckerstangen, Fisch-Imbisse, komische Hütchen, Juxkarten, Aal in Aspik, Autodroms, Insektenvertilgungsmittel und Handleserinnen. Ich wandelte mit den zahllosen anderen auf der Seepromenade und kaufte mir eine Tüte Garnelen, die ich, ans Geländer gelehnt, geistesabwesend aus den Schalen löste. Mir war wie Napoleon zumute, als ihn seine Leibgarde bei Waterloo im Stich ließ und Reißaus nahm. Soviel Lärm um nichts, sann ich verstimmt; nur Miles würde sich seinen Extrahering zum Frühstück schmecken lassen.

«Hol der Teufel Dolores», knurrte ich in die Garnelen hinein. «Hätte wissen können, daß auf Basils verdammte Satellitinnen kein Verlaß ist.»

Ich starrte aufs Meer hinaus, um mich inspirieren zu lassen. «Bei Zeus –!»

Am Ende des Piers erstrahlte es in buntem Neonlicht:

Bunte Abende von Whortleton
Die spezielle Attraktion dieser Woche
Die Kautschukschwestern
Berühmte Fernsehstars

Fünf Minuten später stand ich in Gerties Garderobe.

«Oh, hallo, Doktorchen!» rief sie, ihren Bierkrug niederstellend. «Das nenn ich eine Überraschung!»

«Gertrude», sagte ich dringlich und ohne weitere Einleitung. «Ich habe ein eigenartiges Anliegen an Sie.»

18

«Lieber alter Junge, ich verstehe wirklich nicht, warum du jammerst», verwahrte ich mich Miles gegenüber, nachdem ich ihm die Rollenumbesetzung bekanntgegeben hatte. «Du solltest dich geradezu glücklich preisen, daß sich dir Gertie, noch dazu nach einer so anstrengenden Darbietung auf dem Pier, bereitwillig zur Verfügung stellt. Und merk dir, sie kommt nur mir zuliebe. Freilich mußt du», fügte ich hinzu, «nochmals einen Hunderter auf den Tisch blättern.»

«Das alles kommt mir sehr ungehörig vor», murmelte Miles. «Die ganze Angelegenheit kann kaum als das Muster eines konventionell verbrachten Abends betrachtet werden.»

«Ich meine nur – Dolores betreibt das professionell. Sie wußte, was sie tat. Nun geben wir uns einer Pfuscherin in die Hände.»

«Du brauchst dir nicht die geringsten Sorgen zu machen», versicherte ich dem Dummkopf. «Ich hab ihr den ganzen Hergang erklärt, und ein alter Theaterhase wie Gertie wird dich bestimmt nicht im Stich lassen. Und bedenke folgendes», fuhr ich fort. «Die Seligkeit, die du mit deinen hundert Pfund spendest! Sie sind ein kleiner Heckpfennig für die Arme, wenn ihre Sehnen schließlich zu verkalken beginnen und der schreckliche Tag kommt, da sie entdeckt, daß sie nicht mehr ihr Taschentuch, den Kopf rücklings, mit den Zähnen aufnehmen kann. Jahrelang wird sie deiner voll Dankbarkeit gedenken und dir wahrscheinlich zu Weihnachten nette kleine gestickte Sachen schenken.»

Miles stöhnte. «Sich vorzustellen, daß ich die Nacht mit einem Schlangenweib verbringe! Das ist wirklich zuviel.»

Ich war eben im Begriff, ihm auseinanderzusetzen, daß er bloß verpflichtet sei, das Frühstück mit einem Schlangenweib zu teilen, als es an der Tür klopfte.

«Ja?»

Der grauhaarige Nachtportier erschien.

«Mrs. Grimsdyke, Sir», verkündete er feierlich.

«Hallo», sagte Gertie, die auf der Schwelle stand und uns beide anstarrte wie der Zwölfender auf dem Bild.

«Sag ihr was vor dem Portier», zischte ich Miles ins Ohr. «Sie soll doch dein trautes Weib sein und nicht die Putzfrau, die den Boden scheuern kommt.»

«Äh – guten Abend, meine Liebe», sagte Miles. «Wie geht es dir, meine Liebe? Hoffentlich gut, meine Liebe? Findest du nicht, daß wir prächtiges Wetter haben, meine Liebe? Obgleich es für diese Jahreszeit an den Abenden vielleicht etwas kühl ist, meine Liebe?» Er leckte sich die Lippen, offenbar am Ende seiner leidenschaftlichen Ansprache. «Wünschest du vielleicht eine Erfrischung, meine Liebe?»

«Danke vielmals, gegen ein Guinness hätt ich nichts einzuwenden», lächelte Gertie, sichtlich erleichtert.

«Ein Guinness», trug ich dem Nachtportier auf.

«Sehr wohl, Sir. Wenn ich mir erlauben darf, Sir: das war eine sehr verwendbare Ansprache Ihres Klienten, Sir. So was bleibt im Gedächtnis haften, Sir, alles was recht ist.»

«Danke.»

«Stelle mit Freuden fest, Sir, daß wir Ihre neue Position gleich richtig umreißen.»

«Sehr freundlich von Ihnen.»

«Habe das Gefühl, Sir, wir werden's bald geschafft haben, Sir.»

«Setz diesen Narren vor die Tür», murmelte Miles.

«Ein Guinness», wiederholte ich.

«Sehr wohl, Sir.»

«Na also», sagte Gertie und nahm den Hut ab, als sich die Tür schloß.

«Äußerst liebenswürdig von Ihnen, daß Sie sich so bereitwillig für diese einigermaßen scheußliche Prozedur zur Verfügung gestellt haben», begann Miles unvermittelt.

«Scheußlich?» Gertie warf mir einen Blick zu. «Ich hoffe sehr, daß da nichts Scheußliches dabei ist, muß ich schon sagen.»

«Ich meine: diese einigermaßen erniedrigende Prozedur.»

«Das ist ja allerhand! Ich werd mich niemandem zuliebe erniedrigen, lassen Sie sich das von allem Anfang an gesagt sein. Wenn man wie ich so oft an der Spitze des Programms gestanden ist –»

«Ich meine bloß, Madam», unterbrach Miles, «daß ich dergleichen Dinge nicht jede Nacht tue.»

«Oh? Und ich vielleicht?»

«Nein, nein, natürlich nicht! Ich versuche Ihnen nur zu erklären, daß diese Situation für mich äußerst ungewohnt ist.»

«Und für mich vielleicht nicht, darf ich fragen?»

«Gaston, sei so freundlich, dich der Dame anzunehmen.» Miles ließ sich abrupt am Toilettetisch nieder. «Ich muß meine Studien fortsetzen.»

Es klopfte abermals an der Tür.
«Ihr Guinness, Madam.»
«Oh, fein», sagte Gertie, deren Züge sich wieder erhellten.
«Haben Sie noch irgendwelche Wünsche, Sir?»
«Nein. Sie können mir die weitere Regie unbesorgt bis zum Frühstück überlassen.»
«Davon bin ich überzeugt, Sir. Gute Nacht, Sir. Gute Nacht, die Herrschaften.»
«Gute Nacht.»
Mein Cousin saß, uns den Rücken zugewendet, am Toilettetisch und schrieb schweigend an seinen Aufzeichnungen. Gertie lungerte auf dem Bett und trank ihr Bier. Ich lehnte an der Kommode und versuchte, leichte Konversation zu machen. Gegen halb zwölf fühlte ich, es sei höchste Zeit, die letzten Anordnungen für heute zu treffen.
«Nehmen Sie Ihr Köfferchen und trollen Sie sich auf Nummer zehn», sagte ich zu Gertie. «Ich werde meinen Wecker auf sieben Uhr stellen, dann den Gang hinunterschleichen und Sie rufen. Sie ziehen bloß Ihren Schlafrock an, und wir wechseln rasch die Plätze. Sobald die Heringe einmal serviert sind, können Sie auf Nummer zehn zurückspringen und Ihre Portion in Ruhe genießen.»
Gertie sah mich zweifelnd an.
«Hoffentlich wird mir kein Possen gespielt.»
«Possen? Wieso? Großer Gott, natürlich nicht.»
«Ich kenne diesen Typ», meinte sie mit einer Kopfbewegung gegen Miles.
«Oh, der ist völlig harmlos», beruhigte ich sie. «Er ist augenblicklich bloß ein bißchen gereizt.»
«Weiß nicht, ob's nicht gefährlich ist, mit ihm allein zu bleiben, wenn ich ehrlich bin.»
«Aber der Portier mit den Heringen wird ja dasein und Sie schützen», machte ich geltend.
«Trotzdem, mir gefällt das Ganze nicht. Hatte mal eine garstige Erfahrung in Hastings.»
«Es wäre jetzt wohl das beste, wenn sich die Dame in ihr eigenes Appartement zurückzöge», sagte Miles erschöpft und stand auf.
«Okay, Schätzchen.» Gertie erhob sich vom Bett. «War nicht bös gemeint, solang Sie ein braver Junge sind.»
Es klopfte an der Tür.
«Wer zum Teufel –?» murmelte ich.
Es war der Nachtportier.
«Mrs. Grimsdyke», verkündete er.
«Oh, das ist ja Cissy», rief Gertie, als ihre Schwester eintrat. «Nett von dir, herzukommen.»
«Oh, Gert», schrie ihre Schwester. «Ist dir auch nichts geschehen?

Ich ängstige mich zu Tode, seit du aus der Bude weg bist. Hab mir gesagt, ich würd's mir nie im Leben verzeihen, wenn meiner Gert was passierte, nie würd ich's mir verzeihen, nachdem ich dir doch geraten hab, es zu tun. Aber freilich, wir alle könnten ein bißchen Zaster brauchen, nicht wahr? Will sagen, vom Doktor wissen wir, daß er ein richtiger feiner Herr ist. Aber andererseits wissen wir nicht, ob das auch für seinen Freund gilt, hab ich nicht recht? Ich erinnere dich, was in Hastings passiert ist! Heutzutage kann man nie genau wissen –»

«Noch ein Guinness», sagte ich kurz zum Portier.

«Sehr wohl, Sir. Wenn ich mir erlauben darf, Sir, ich glaub, es war gar nicht so schlecht, sozusagen noch ein Reserverad zu haben. Bei den Gerichten heutzutage kann man nie wissen –»

«Danke. Bringen Sie das Guinness, bitte.»

«Sofort, Sir.»

«Was in drei Teufels Namen hat das alles zu bedeuten?» fragte Miles, nervös auffahrend.

«*Das* ist er also?» erkundigte sich Cissy und beäugte meinen Cousin zweifelnd.

«Meine Schwester Cissy», stellte Gertie vor. «Ein regelrechtes Wunder an den Reckstangen.»

«Jedenfalls hab ich mir gesagt», fuhr Cissy fort – Miles schien sie keiner weiteren Beachtung wert zu finden –, «wenn Gertie aus der Sache heraussteigen möchte, will ich's damit versuchen – schließlich sind hundert Pfund hundert Pfund, speziell in diesen schweren Zeiten; und dann hab ich mich erinnert, daß der Name der gleiche war wie vom Doktor, und dachte mir, im Falle eines Falles –»

«Halten Sie den Mund!» fuhr Miles sie an.

«Na hören Sie mal!» riefen die Schwestern schmerzlich betroffen.

«Halten Sie den Mund, sage ich», wiederholte Miles erbost. «Ich habe genug von diesen Narrheiten! Gaston! Unternimm doch etwas! Sofort! Eins von diesen Weibsbildern muß verschwinden.»

«Hat man so was schon gehört?» fragte Gertie.

«Weibsbilder hat er uns genannt!» ergänzte Cissy.

«Unerhört!»

«In unserm Beruf sind wir's gewöhnt, als Damen behandelt zu werden, bitte sehr.»

«Unverschämt nenn ich das.»

«O Gott», stöhnte Miles.

«Hören Sie mal, Gertie», schaltete ich mich ein. «Wir können das im Nu klarstellen. Schließlich wollen Sie diese Rolle doch nur mir zuliebe übernehmen, nicht wahr? Keine von Ihnen braucht sich um diesen Burschen zu scheren, und wenn er schlechte Manieren und böse Absichten zeigen sollte, muß er Ihnen ja nicht mehr unter die Augen kommen, sobald Sie einmal sein Geld in der Tasche haben.»

«Das ist wahr, Schätzchen», stimmten beide Mädchen äußerst entgegenkommend zu.

«Nun wollen wir schnell entscheiden, welche von Ihnen zum Frühstück bleibt. Dann kann sich die Betreffende sofort in ihr eigenes Zimmer zurückziehen und die Tür versperren. Und sämtliche Möbel davor aufeinanderstapeln, wenn sie Lust hat.»

«Ich mach's, Gert», sagte Cissy.

«Nein, ich», beharrte Gertie. «Du hast doch nie gern in fremden Betten geschlafen.»

«Gut», entschied ich rasch. «Gertie übernimmt die Rolle. Wenn Sie also jetzt, Cissy, freundlichst nach Hause gehen wollten –»

Es klopfte an der Tür.

«Das wird Ihr Guinness sein», sagte ich.

Der Portier erschien.

«Mrs. Grimsdyke», verkündete er.

«Bringen Sie lieber gleich drei Guinness», sagte ich ihm.

«Oh, Joan! Wie nett!» riefen die zwei Kautschukschwestern. «Komm herein, Schätzchen, und setz dich.»

«Sofern noch Platz ist», fügte ich hinzu.

«Nein, Sir», sagte der Portier kopfschüttelnd von der Schwelle her. «Ich bin enttäuscht, Sir. Geradeheraus gesagt, Sir, das heißt die Sache übertreiben. Zwei Damen sorgen für ein bißchen Abwechslung und zusätzliches Interesse an der nachfolgenden Prozedur. Aber dreie würden bloß eine peinliche Überfüllung des Zeugenstandes bewirken, Sir.»

«Das Guinness», erinnerte ich ihn.

«Sofort, Sir.»

«Gaston», zischte Miles. «Gaston – schaff diese Weiber hinaus. Alle. Ich will unverzüglich nach Haus.»

«Oh, also Sie sind der alte Schmutzfink, was?» sagte Joan, Miles zuzwinkernd. «Nein, so was! An der Küste trifft man allerlei seltsame Vögel, das muß ich sagen! Ich hab mir vorgestellt, wie ihr so ganz allein dieser Brutstätte des Lasters ausgeliefert seid», wandte sie sich an die Schwestern, «und da wurde mir ganz komisch. Hab mir gesagt, selbst wenn Cissy und ich gewonnen haben, wie wir drum würfelten, wär ich hergekommen und hätt die dreckige Arbeit auf mich genommen. Außerdem sagen alle Leute, die Betten hier sind so feucht, daß es kein Wunder wäre, wenn drin Tang wachsen würde, und das würde dir mit deinem Rheumatismus gar nicht guttun, Gertie, wo wir doch auf unser Auftreten Rücksicht nehmen müssen. So hab ich mir gesagt –»

«Hinaus!» brüllte Miles plötzlich. «Will sagen – will sagen, wenn die Damen so freundlich sein wollten, sofort . . .»

Er sank, die Hände vors Gesicht schlagend, auf das Bett.

«Ist Ihnen nicht gut, Schätzchen?» fragte Gertie mitfühlend.

«Ein richtiger Nervenzusammenbruch», konstatierte Cissy.

«Bloß Nervosität», erklärte ich, hastig ein Glas mit Wasser füllend.

«Klar, hab ganz vergessen, daß Sie ein Arzt sind», sagte Joan. «Der Arme! Wird er wieder in Ordnung kommen?»

«He, lassen Sie mich seinen Kragen aufmachen», erbot sich Gertie.

«Legen Sie ihn hier nieder, Doktor, und ich werd seine Schläfen mit Kölnischwasser betupfen», ergänzte Cissy, ihre Handtasche öffnend.

«Vielleicht würde es ihn ein bißchen aufheitern, wenn wir ihm unsern Akt vorführen?» schlug Gertie vor.

«Das ist eine Idee, Mädels!» Joan ging zu Boden. «Wir wollen ihm die verkehrte Handstand-Pyramide zeigen.»

Ich sprühte Wasser auf Miles' Gesicht. Die Mädchen führten die verkehrte Handstand-Pyramide vor. Ich fächelte ihn mit dem Handtuch. Als sich die Mädchen zurückbeugten, um ihre Nacken mit den Zehen zu kratzen, hatte ich Miles so weit, daß er sich, immer noch recht bleich, aufsetzte.

«Reg dich nicht auf, alter Junge», stammelte ich – der arme Kerl tat mir jetzt aufrichtig leid. «Im Nu werd ich das Ganze in Ordnung gebracht haben.»

«Gaston ... du mußt mich von diesen ... diesen irrsinnigen Megären befreien. Sofort befreien», war alles, was er herausbringen konnte.

«Meine Damen», redete ich die drei Kautschukschwestern an. «Wir finden Ihren Akt absolut grandios, aber mein Freund hat bezüglich dieses Abends seinen Entschluß geändert.»

«Seinen Entschluß geändert?» Gertie sah zwischen ihren Fersen zu uns auf.

«Ja. Er hat entschieden, kein Scheidungsverfahren einzuleiten.»

«Was für eine Schande!» rief Cissy.

«Das Honorar wird er selbstverständlich zahlen», fügte ich rasch hinzu. «Aber im Augenblick wünscht er allein zu bleiben, bis er wieder bei Kräften ist.»

Es klopfte an der Tür.

«Wer zum Teufel –»

Der Portier erschien.

«Mrs. Grimsdyke», verkündete er.

Es trat Dolores ein, in Begleitung einer Bulldogge.

«Noch ein Guinness», schaffte ich kurz an.

«Gewiß, Sir. Aber – zu meinem Bedauern muß ich es sagen, Sir – das heißt mit einem Schmiedehammer Nüsse knacken, Sir.»

«Wer sind diese Leute, um alles in der Welt?» rief Dolores.

«Eine Art Kabarettvorführung. Um die Zeit zu vertreiben. Hier gibt's kein Fernsehen, wissen Sie. Das ist mein Freund», fügte ich hinzu. «Der Blasse dort auf dem Bett.»

«Welch liebes Hündchen!» sagten die Kautschukschwestern, entwirrten sich und tätschelten die Bulldogge.

«Wo zum Teufel haben Sie denn gesteckt, wenn ich fragen darf?» fragte ich Dolores streng.

«Darling, heut war die Hölle los in unserem Zwinger. Hätte es überhaupt nicht geschafft, wäre nicht Miss Treadburn mit mir im Auto hierhergefahren. Leider mußte ich einen unserer Pensionäre mitbringen. Von dem Wirbel an diesem Wochenende machen Sie sich keine Vorstellung – einfach jedermann mußte seine Ferien antreten. Wir haben sogar einen Alligator in Kost genommen, bitte sehr.»

«Nun gut», unterbrach ich sie; mir schien es dringend angebracht, das Etablissement etwas von den Mitbeklagten im Ehebruchsverfahren zu leeren. «Ich danke Ihnen, meine Damen», wandte ich mich an die Kautschukschwestern, die offenbar ihre Mitternachtsmatinee beendet hatten. «Sie waren ganz reizend, und wenn Sie nun, nachdem Ihnen mein Freund einen Scheck ausgeschrieben hat, so freundlich wären, abzuschieben –»

«Ja natürlich, der Scheck», murmelte Miles und langte nach seiner Feder.

«Ich muß schon sagen, eine Party hab ich mir nicht erwartet», bemerkte Dolores. «Ein bißchen ungewöhnlich, aber ich bin für alles zu haben, was die Monotonie des Daseins unterbricht. Dingo, pfui, nicht den Herrn beißen.» Der Hund beschnüffelte Miles, obgleich mir dieser im Augenblick nicht besonders appetitanregend erschien. «Wo soll ich schlafen?» fragte sie, aus ihrem Mantel schlüpfend.

«Darüber werden wir reden, wenn wir die Bühne für die nächste Szene geräumt haben.»

«Na schön, Darling. Sie müssen's besser wissen. Haben Sie eine Zigarette für mich? Ich sterbe einfach danach.»

«Augenblick, zum Teufel!» erwiderte ich mürrisch, während ich Miles beim Ausschreiben des Schecks zu assistieren versuchte. «Sobald wir allein sind.»

Es klopfte an der Tür.

«Mrs. Grimsdyke», verkündete der Portier schicksalsergeben.

«Dann bringen Sie lieber gleich fünf Guinness», entgegnete ich. «O hallo», war alles, was ich mit einem blöden Grinsen hinzusetzen konnte. «Dir liegt aber gar nichts an Guinness, Connie, wie?»

19

«Störe ich am Ende?» begann Connie.

«Liebling!» Miles belebte sich wieder. «Angebetete! Meine Herzensfreude! Mein Engel! Hast du den Wagen mit? Bring mich sofort nach Haus.»

«Deswegen bin ich ja hergekommen», sprach Connie ruhig weiter.

«Allerdings hab ich nicht erwartet, mich von so vielen Frauen ausgestochen zu sehen.»

Connies Ankunft erregte natürlich noch mehr Interesse als der Hund. Die Kautschukschwestern standen in einer Gruppe beisammen und kicherten. Dolores maß sie mit einem eingehenden Blick und klagte: «Will mir denn kein Mensch eine Zigarette geben?» Die Bulldogge hingegen begann Miles' Toilettetasche anzuknurren. Ich stand an den Hutständer gelehnt und konnte nur ein dumpfes Gefühl der Freude empfinden, daß wir jetzt endlich am Ende unserer Besucherliste angelangt sein dürften.

«Ich hatte nie geahnt, daß du beabsichtigst, dich im Osten niederzulassen, Miles», fuhr Connie trocken fort. «Du weißt doch, wie sehr dir die Hitze zu schaffen macht.»

«Im Osten? Ich? Wieso Osten?»

«Mit *einer* Frau durchgehen, kann ich noch verstehen. Aber ich versichere dir, mit vieren würdest du dich in South Kensington nie halten.»

«Das Ganze hier ergibt ein völlig falsches Bild», erklärte Miles. «Es handelt sich, meine Liebe, um eine gestellte Sache – Hand aufs Herz. Das alles geschah um der – na, um der Scheidung willen.»

«Miles, du willst mich also wirklich in eine Scheidung hineintreiben?»

«Nein, nein, nein!» rief Miles. «Nicht einen Augenblick lang, das kannst du mir glauben. Nichts lag mir ferner.»

Connie hob die Brauen. «Was treibst du dann hier, um Himmels willen? Führst du hier ein Freiluftheim für Londonder Damen?»

«Ich sagte dir doch, es handelt sich um eine gestellte Sache. Das alles geschah auf Veranlassung Gastons.»

«So.» Connie maß mich eisig.

«Hör mal, das ist doch –» protestierte ich.

«Jetzt beginne ich zu verstehen», setzte Connie fort.

«Hör mal, Connie, ich habe nicht das geringste –»

«Hast du dieses Treffen organisiert oder nicht?» fragte Connie.

«Nun ja ... ja natürlich, organisiert hab ich's», gab ich zu. «Du bildest dir doch nicht ein, Miles hätte das zustande gebracht, wie?»

«Oh», sagte Connie unbewegt.

«Ich werde regelrecht umstehen, wenn ich nicht augenblicklich eine Zigarette krieg», informierte Dolores die Anwesenden.

«Wir sollten jetzt lieber gehen, meine Lieben», murmelte Gertie.

«Ja, es war reizend», stimmte ihr Cissy bei.

Der Hund hatte Miles' Toilettetasche fertig aufgefressen, setzte sich mangels einer anderen Beschäftigung unter das Waschbecken und bellte.

«Nun verstehe ich», fuhr Connie fort. «Du, Gaston, spannst deine verderbten Ränke, um uns beide zu entfremden, um hinter dem Rücken deines Cousins an meine Seite gleiten und dein lüsternes Auge auf mich werfen zu können.»

«Was höre ich da?» fragte Miles, einen Schritt auf mich zutretend.

«Das ist allerhand!» Ich fühlte mich nun regelrecht gekränkt. «Ich hab nie in meinem Leben etwas auf Connie geworfen außer diesen billigen Oliven, die es bei deinen miesen Parties gibt.»

«Du Eiterbeule», keuchte Miles, der sich von seinem Schwindelanfall völlig erholt zu haben schien. «Du verseuchter Organismus!»

«Nur zu!» hetzte Connie.

«Wenn ich keine Zigarette kriegen kann, muß ich einen Drink haben», erklärte Dolores. «Glauben Sie, wenn ich klingle, wird da der Alte heraufkommen?»

«Miles, du Esel!» Ich hieb mit der Faust auf die Kommode. «Du glaubst doch nicht im Ernst, daß ich eine Schlange bin, die sich in deinem Heim eingenistet hat? Hol's der Teufel, ich bin doch dein Cousin! Nicht im Traum würde es mir einfallen, mich Connie gegenüber ungehörig zu benehmen.»

«Er hat's erst vergangene Woche versucht», sagte Connie gelassen. «Zweimal.»

«Du Leprabazillus!» grollte Miles, noch einen Schritt nähertretend.

«Ja, verstehst du denn nicht? Ich willigte nur der alten Zeiten wegen ein, Connie in der Scheidungssache behilflich zu sein –»

«*Welcher* alten Zeiten wegen, du Streptokokkus an meiner Ehre?» stammelte Miles.

«Na . . . verdammt noch mal, Connie und ich waren doch recht gut miteinander, bevor du sie zum Altar führtest . . .»

«Gaston, du stinkender Abszeß! Das hast du mir nie gesagt!»

«*Recht* gut miteinander», wiederholte ich. «Ich führte sie bloß auf der Themse spazieren, während du im St. Swithin Dienst machtest. Ich dachte, du wüßtest davon? Und was hat das in diesem Stadium überhaupt zu sagen?»

«Genau in diesem Hotel war's», schaltete sich Connie ein, «wo Gaston und ich das Weekend verbrachten, als er mich nach Whortleton fuhr.»

«Du Giftschlange», schrie Miles und versetzte mir einen gekonnten Tiefschlag in den Unterleib.

Die Kautschukschwestern kreischten auf, der Hund begann wieder zu bellen, und jemand im Nebenzimmer hämmerte an die Wand.

«So was nennt sich Hotel!» klagte Dolores. «Kein Mensch rührt sich, wenn man klingelt.»

«Miles!» rief Connie, als ich mich ächzend über die Kommode krümmte. «Wie wundervoll du bist!»

«Sosehr ich brutale Gewalt verabscheue, mein Lieb, würde ich doch nie zögern, sie einzusetzen, wenn es gilt, einen Schmutzfleck auf der Ehre meines teuren Weibes zu tilgen.»

«Oh, Miles! Sieh doch Gaston an – wie er stöhnt! Wie stark mußt du sein!»

«Wiewohl ich mir natürlich etliches auf meine intellektuellen Fähigkeiten zugute halte – vielleicht sogar mehr noch als auf meine Charakterstärke –, muß ich dir doch versichern, daß die hohe Einschätzung, die ich von meiner eigenen physischen Leistungskraft habe, nur durch meine angeborene Bescheidenheit im Zaum gehalten wird.»

«Miles, mein Liebling», hauchte Connie, über ihm zusammenbrechend.

«Komm, Geliebte. Laß uns in unser trautes Heim zurückkehren.»

«Hört mal», protestierte ich, meine Leibesmitte reibend. «Ihr beide könnt nicht so mir nichts dir nichts abhauen und mich mit diesem verdammten Harem zurücklassen.»

«Warum nicht, bitte?» fragte Miles durchbohrenden Blickes, während er die Reste seiner Toilettetasche in seiner Aktenmappe verstaute. «Du hast dich selbst in diese Klemme gebracht. Du kannst nicht erwarten, daß ich dir wieder heraushelfe.»

«Ich bin überzeugt», fügte Connie hinzu, «daß ein Mann von Gastons Art nicht lange zögert, aus seiner gegenwärtigen Gesellschaft den größtmöglichen Nutzen zu ziehen.»

«Ich hab die Art, wie du dich gegen mich benimmst, Connie, mehr als satt», platzte mir der Kragen, «nur weil du dich entschlossen hast, Miles wieder in Gnaden aufzunehmen. An jenem Abend, als du mit den Filzpantoffeln in meine Bude kamst, hörte sich die Geschichte ganz anders an. Da hast du mich gehörig eingeseift, um mich dazu zu bringen, diese scheußliche Sache zu übernehmen.»

«Wie wagst du's, in einem solchen Ton zu meiner Gattin zu sprechen», krächzte Miles und näherte sich mir wieder. «Ich werde deinem Abdomen noch weitere Traumata zufügen.»

«Verschwende nicht deine Kräfte, mein Teurer», sagte Connie. «Diese Kreatur ist ihrer nicht wert.»

«Wir müssen jetzt aber wirklich gehen, das steht fest», erklärte Gertie.

«Reagiert denn niemand auf diese verdammte Klingel?» klagte Dolores.

«Ich will dich mit der Verachtung, die dir gebührt, behandeln», sagte Miles, seinen Handkoffer an sich nehmend. «Packe bitte meine Sachen in deiner Wohnung zusammen und sende sie mir per Eilpost zu. Welch ein Glück, meine Liebste», fuhr er, an Connie gewendet, fort, «daß du den Weg hierher fandest, bevor mich Gaston in noch finsterere Abgründe hinabzog.»

«He! Woher wußte Connie überhaupt, daß du hier warst?»

«Ich hinterließ natürlich meine Adresse», knurrte Miles von der Tür her. «Ich erwarte doch jeden Moment eine Vorladung von seiten Mr. Odysseus'.»

«Oh, die Vorladung», sagte Connie. «Ja, die ist gekommen.»

«Ausgezeichnet», rief Miles.

Connie lachte kurz auf. «Ja, wegen tätlicher Bedrohung. Er war derjenige, dem du damals im Nachtclub den Hieb versetzt hast.»

«Oh», machte Miles.

«Er kam an jenem Tag zu Besuch, um dich zu sprechen, und ich fand, ich könnte ihm zumindest den Gefallen erweisen, ihm die Sehenswürdigkeiten Londons zu zeigen.»

«Oh», machte Miles.

«Aber ich glaube nicht, daß es zu einem Prozeß kommen wird, denn er ist nach Griechenland zurückgefahren. Allerdings, fürchte ich, mitsamt seinen Geldsäcken.»

«Oh», machte Miles.

«Womit dir verdammt recht geschieht», brüllte ich. Er knallte die Tür hinter sich zu.

20

Schweigen breitete sich aus. Ich rieb abermals meine Leibesmitte und versuchte, die Lage möglichst rasch zu entwirren. Mochte auch für mich die Möglichkeit einer inneren Unterleibsverletzung bestehen, so hatte ich doch, überlegte ich, zumindest den Trost, daß Miles bei dieser Affäre noch schlimmer abschnitt als ich. Odysseus' Millionen würden ihm jetzt bestimmt nicht mehr den Weg in das House of Lords ebnen, nachdem er ein paar Jahre lang unter den Kriminellen geschwitzt hatte. Und als nun Miles aus dem Zimmer war, begann sich die Lage in Whortleton etwas zu klären. Ich hatte nichts anderes zu tun, als die Truppen zu zerstreuen, mich einen Tag lang in der Meeresluft zu erholen, dann, wie vereinbart, Frau Direktor Hilda und Anemone Montag nachmittag vom Londoner Zug abzuholen und ihnen vorzumachen, daß Miles und seine Frau die Gelegenheit beim Schopf gepackt hatten, zwei leere Betten an der Küste zu okkupieren. Bis dahin mußte ich jedoch zu etwas Schlaf kommen.

«Schön, meine Damen, ich danke Ihnen bestens», gab ich bekannt. «Ich finde es an der Zeit, die Party abzubrechen. Dasselbe findet der Kerl nebenan, nach der Art zu schließen, wie er an die Wand hämmert.»

«Es war ganz reizend», sagte Gertie.

«Ja, meiner Seel», bestätigte Cissy.

«Wir kommen ja dieser Tage kaum mehr unter die Leute», fügte Joan hinzu.

«Freue mich, daß es Ihnen Vergnügen bereitet hat. Wenn Sie mir nun gestatten, Sie hinunter zu geleiten –»

«Da wär nur noch eines», sagte Gertie.

«Ja, nicht wahr?» nickte Cissy.

«Nur eine Kleinigkeit», schloß sich ihnen Joan an.

«Was für eine Kleinigkeit?» fragte ich kurz angebunden.

«Unser Geld», sagte Gertie.

«Der Zaster», hob Cissy hervor.

«Bißchen Notengeraschel», bemerkte Joan.

«Unsere hundert Pfund.»

«Ein Versprechen muß man halten.»

«Ihr Freund hat uns den Scheck nicht gegeben.»

«Sie könnten mir bei dieser Gelegenheit gleich auch meinen geben, Darling», unterbrach Dolores, noch immer den Klingelknopf drückend.

«Laßt euch deswegen keine grauen Haare wachsen, Mädels», sagte ich leichthin. «Mein Freund mag ja ein elender Wurm sein, aber ich stehe für seine Rechtschaffenheit ein; er wird euch das Geld überweisen, sobald er sich am Morgen daran erinnert. Sonst müßte er sich doch natürlich zu Tode fürchten, daß ihr ihn erpreßt.»

«Ich möchte es aber lieber jetzt gleich haben, bitte», sagte Gertie.

«In bar.»

«Ist nur recht und billig.»

«Es von mir zu verlangen ist sinnlos», sagte ich den Drei Kautschukschwestern. «Denn ich besitze keine hundert Pfund.»

«Bevor wir nicht bezahlt worden sind, gehen wir nicht», beharrte Gertie. «Und glauben Sie mir, wir haben schon bei einer Reihe gemeiner Direktoren Erfahrungen gesammelt, wie man zu seinem Recht kommt.»

«Erinnerst du dich noch, was wir in Blackpool taten?» fragte Cissy.

«Als man die Polizei rufen mußte», ergänzte Joan.

«Wenn sich niemand meldet, schreie ich», sagte Dolores.

«Seid doch vernünftig, um Himmels willen!» mahnte ich. «Ich verspreche euch, daß ihr alle binnen der nächsten vierundzwanzig Stunden bezahlt werdet. Wenn ihr wollt, rufe ich sogar den verdammten Kerl an und erinnere ihn. Doch wenn ihr ihn lieber erpressen wollt», fügte ich hinzu, «habt ihr meinen Segen.»

«Ohne Geld gehen wir nicht», riefen die Kautschukschwestern wie aus einem Mund.

«Wenn du mit dem Geld Schwierigkeiten machst, Darling», meldete sich Dolores zu Wort, «möchte ich dir in Erinnerung rufen, daß ich in London etliche sehr muskelstarke Freunde habe.»

«Also hört mal, ich hab schon mehr als genug Wirbel an diesem einen Abend gehabt», rief ich; das verdammte Gegacker überstieg meine Geduld. «Wenn die Damen bis zum Jüngsten Gericht in Whortleton bleiben wollen, machen Sie sich's hier gemütlich. Ich für meine Person ziehe es vor, unterm Pier pennen zu gehen. Gute Nacht!»

Als ich nach meinem Regenmantel langte, klopfte es an der Tür.

Der Portier erschien.

«Entschuldigen Sie die abermalige Störung, Sir. Doch ich habe einen Herrn hier, der Sie dringend sprechen möchte. Sir Lancelot Spratt.»

«Sir Lancelot –?»

«Schon gut, Portier, ich verschaffe mir selber Eintritt, wenn der Junge noch nicht schläft», drang die vertraute Stimme von draußen herein. «Ah, Grimsdyke, da sind Sie ja – was zum Teufel geht hier vor? Was tun alle diese Leute hier? Halten Sie mir diesen verdammten Hund vom Leib», fügte er hinzu, das Zimmer mit Frau Direktor Hilda und Anemone betretend.

«Wer», fragte Frau Direktor Hilda in die Runde, «sind Sie?»

«Mrs. Grimsdyke», antworteten meine vier Besucherinnen.

«Ich kann alles erklären», begann ich.

«Ersparen Sie sich das bitte.»

«Hören Sie, Grimsdyke, hätte ich gewußt, daß Sie zu diesem Typ gehören, würde ich Sie bestimmt nicht vergangenen Monat nach New York mitgenommen haben.»

«Nach New York? Ich dachte, Sie waren in Cheltenham?»

«Nun ja – äh – nicht ganz Cheltenham.»

Frau Direktor Hilda wandte sich an Anemone. «Gib ihn mir bitte, Kind.»

«Was denn, Mammi?»

«Den Ring, natürlich. Sir Lancelot, würden Sie so liebenswürdig sein, uns zu einem anderen Quartier zu bringen? Und Sie, Dr. Grimsdyke – als ich mir einbildete, Sie hätten bloß vergessen, diese Zimmer abzubestellen, ahnte ich noch nicht das geringste von der Verderbtheit, die sich hinter Ihrem enttäuschend geistlosen Äußeren verbirgt. Komm, Anemone.»

«Ich möchte am Morgen mit Ihnen sprechen, Grimsdyke», schloß Sir Lancelot. «Kommen Sie um neun Uhr zum Musikpavillon.»

Sie entschritten.

«Sind das jetzt alle, Sir?» fragte der Portier.

«Ich hoffe es aufrichtigst», erwiderte ich.

Er seufzte. «Du lieber Gott, Sir, wir haben leider noch eine Menge zu lernen.»

«Recht haben Sie», stimmte ich ihm zu.

Es gelang mir schließlich, die Kautschukschwestern loszuwerden, indem ich ihnen als Akontozahlung einen Scheck auf fünfzig Pfund ausstellte. Dolores verbrachte die Nacht auf Nummer zehn, und ich schlief, zusammen mit dem Hund, in Miles Zimmer. Und die verdammten Heringe am Morgen waren sowieso kalt.

21

Ich war selbstverständlich vollkommen gebrochen. Diese Nacht hatte mein Leben in Trümmer geschlagen. Miles und Connie betrachteten mich nicht mehr als ihren privaten Eheberater, sondern als einen Ausbrecher aus dem Reptilienhaus, der sich im Busen der Familie eingenistet hatte. Und statt mit dem nettesten Mädchen der Welt verlobt zu sein, trug ich bloß Weh in meiner Seele und einen Ring in meiner Tasche, für den ich todsicher nicht mehr als den halben Kaufpreis bekam.

Ebenso verbitternd war es, bedachte ich auf meiner einsamen Rückreise nach London an diesem Sonntagvormittag, daß niemand an meine Unschuld glaubte. Ich war so schneeweiß, als wäre ich eben von einem jener verflixten Waschmittel reingescheuert worden, die ständig mitten ins Fernsehprogramm hineinplatzen. Und die ganze Welt blieb dabei, mich wie den kleinen Bruder von Jack the Ripper zu behandeln.

«Ich muß sagen, Grimsdyke, Sie sind erheblich in meiner Wertschätzung gewachsen», hatte mir Sir Lancelot wohlgelaunt beim Musikpavillon eröffnet. «Vor den Augen der künftigen Schwiegermutter *ein* Mädel an die Küste mitzunehmen, ist bereits eine beachtliche Leistung. Aber gleich viere! Mein lieber Junge, selbst Don Juan hätte sich da geschlagen gegeben. Den Hund gar nicht mitgezählt.»

«Ich versichere Ihnen, Sir», beeilte ich mich ihm auseinanderzusetzen, «daß ich Ihnen das Ganze einleuchtend erklären kann.»

«Ersparen Sie sich das bei mir. Ich bin kein Schulbub, Grimsdyke. Ich verstehe derlei Dinge. Ebenso unnötig ist es», fügte er hinzu, «Frau Direktor Hilda eine Erklärung abzugeben. Sie würde einfach nicht hinhören.»

«Das ist auch ganz meine Meinung, Sir», erwiderte ich dumpf.

«Sie haben natürlich verdammtes Pech gehabt», setzte Sir Lancelot frohgemut fort, während wir im Morgenlüftchen die Promenade entlangschlenderten.

«Ich verstehe immer noch nicht», gestand ich – ich fühlte mich wie die Überreste der Leichten Brigade bei Balaklava –, «wieso Sie hier plötzlich zu dritt auftauchten.»

«Leider muß ich für diesen Umstand meine Frau verantwortlich machen.»

«Lady Spratt, Sir?»

«Ja. Als Frau Direktor Hildas Schar krimineller Teenager uns aus London nachfolgte, schickte sie deren Autobus prompt zurück. Äußerst merkwürdig», erklärte Sir Lancelot, mit dem ausgestopften Haifisch vor dem Aquarium Blicke tauschend. «War ich doch immer der Meinung gewesen, meine Frau und Frau Direktor Hilda seien die dicksten Freundinnen. Aber meine Frau benahm sich schon die ganzen zwei

Tage vor dem Eintreffen der Mädel recht seltsam. Muß gestehen, sie machte eine richtige Szene, bloß weil Frau Direktor Hilda mich fortwährend aufforderte, ihr meine Angelgeschichtchen zu erzählen und ihr zu zeigen, wie reizend der Rosengarten im Mondlicht aussah. Finde, der Aufenthalt in Mallorca hat meiner Frau nicht gutgetan. Als die Atmosphäre recht gespannt wurde und ich sowieso geschäftlich in London zu tun hatte, erklärte ich mich bereit, Frau Direktor Hilda hierherzubringen, nachdem ich Sie vergeblich telefonisch zu erreichen versucht hatte. Die Tochter kam mit – sie ist, lassen Sie sich das gesagt sein, mein Junge, nicht ein Viertel von dem, was die Mutter ist.»

«Stimmt, Sir.»

Sir Lancelot schaltete eine Pause ein, um seine Armbanduhr nach der Blumenuhr zu stellen. «Freilich hätte ich es vorgezogen, die Nacht, wie vereinbart, in dem für Sie reservierten Zimmer zu verbringen, statt in einem Hotel für Handelsreisende mit Betten, die ich dem Britischen Fremdenverkehrsverband, und sanitären Einrichtungen, die ich dem Leiter des Gesundheitsamtes zur Anzeige bringen möchte. Aber Sie haben zweifelsohne eine bessere Verwendung für Ihr Quartier gehabt.»

«Ich schwöre Ihnen, Sir, es ist wirklich nichts –»

«Kehren Sie per Bahn nach London zurück? Leider kann ich Ihnen nicht anbieten, in meinem Auto zu fahren. Für alle Ihre Weiber und deren Gepäck ist mein Wagen nicht annähernd groß genug.»

Einen gewissen Ausgleich gab es ja, überlegte ich auf dem Weg von Victoria Station zu meiner Pferdekrippe. Ich war zumindest Miles losgeworden, noch dazu zum Zeitpunkt, da er wieder mit dem Diwan an die Reihe gekommen wäre.

Ein paar Stunden Schwerarbeit lagen noch vor mir, das Verpacken seiner Sachen, rechnete ich mir aus, während ich die schmale Treppe hinaufkletterte und meinen Schlüssel suchte – dann würde ich nach Wochen wieder zum erstenmal mich niederlegen und ausstrecken und, solange ich wollte, in der Wanne liegen können.

Ich sperrte die Eingangstür auf. Auf dem Diwan lag, in Hemdsärmeln und mit einer Kiste meiner Weihnachtszigarren, Squiffy.

«Wie zum Teufel bist du hereingekommen?» fragte ich zornig auf der Schwelle.

«Grim, lieber Junge!» Squiffy sprang auf die Beine, die Zigarren purzelten durch das Zimmer. «Gott sei Dank, daß du wieder da bist! Durchs Fenster natürlich», fügte er hinzu.

«Durchs Fenster? Und weshalb, wenn ich fragen darf?» Ich war so eisig wie ein morgendliches Bad in Whortleton.

«Die Eingangstür war doch versperrt», erklärte er mir.

Ich setzte mich auf den Diwan.

«Grim, ich mußte dich einfach sprechen», fuhr Squiffy fort, indem er seine Brille abnahm und sich den Kopf damit kratzte. «Deine Adresse bekam ich von Lucy. Sie hat allerdings keine blasse Ahnung, daß ich hier bin, noch von dem scheußlichen Schlamassel, in dem ich mich befinde. Aber du bist, Hand aufs Herz, der einzige Mensch auf der ganzen Welt, der mir möglicherweise helfen kann. Ich werde vom Kreml verfolgt.»

Paranoia, diagnostizierte ich, klar. Verfolgungswahn. Vieles sprach dafür. Ich hatte Squiffy schon seit dem Tag für verrückt gehalten, als er seinen heißgeliebten Igel, den er sich im Schlafsaal hielt, rosa anmalte und Gedichte auf ihn schrieb. Ich beschloß, den armen Jungen mit Humor zu dämpfen, und hoffte nur, er würde nicht Amok zu laufen beginnen, wenngleich es in meiner Bude niemandem leicht gemacht wurde, richtig Amok zu laufen.

«Grim, ich brauche verzweifelt deinen Rat.»

«Du brauchst in erster Linie verzweifelt einen Drink, wenn du mich fragst», sagte ich und begab mich zum Abwasch.

«Mein Alter wird mich glatt umbringen.»

«Willst du damit sagen, er ist aufgekreuzt und hat entdeckt, daß du, anstatt der Regierung zu erzählen, wo sie ihre Atome hintun soll, schmierigen kleinen Jungen erzählst, wie man mit einer Mischung aus Zucker und Kochsalz einen Riesenkrach erzeugen kann?»

«Nein, augenblicklich hat mich meine dreckige Schule auf Ferien geschickt.» Squiffy versuchte während des Redens, seine linke Hand aus dem Handwurzelgelenk zu zerren. «Und Vater ist für einen weiteren Monat in Karatschi zurückgehalten worden, um so besser, weil inzwischen die Rechnung für das Labor eingetroffen ist, das ich in Mireborough niedergebrannt hab. Kannst du mir vielleicht mit fünfhundert Pfund unter die Arme greifen?»

«Aber, aber», sagte ich, bot ihm teilnahmsvoll ein Glas an und schob einige meiner zerbrechlichen Dinge aus seiner Reichweite. Der Bursche litt ja auch deutlich unter Wahnvorstellungen. «Warum rufst du nicht die Bank an und verlangst, daß ein Laufjunge sie dir herüberbringt?»

«Mein Alter würde mich dann nur um so qualvoller umbringen, das ist das Ganze. Du kennst doch seine komische Einstellung, mich und die Millionen streng auseinanderzuhalten? Ich mußte mir für meine laufenden Ausgaben auf Vaters Namen fünfhundert vom Schuldirektor ausborgen – er ist ein gemeiner Schnorrer, zählt die Schreibfedern und Kreidestückchen. Aber was hältst du davon», fügte Squiffy hinzu, keineswegs den finanziellen Scharfsinn seiner Familie verleugnend, «wenn wir, falls du nur fünfzig Pfund springen lassen kannst, sie zehn zu eins auf einen todsicheren Tip setzen – das liefe doch auf dasselbe hinaus, was?»

«Gewiß, aber was hat das alles mit dem Umstand zu tun, daß du von Kerlen mit Vollbärten und Schnee auf den Stiefeln verfolgt wirst?»

Squiffy machte eine Pause. «Glaubst du, daß dieser Basil Beauchamp, wenn er abends seinen Hamlet fertiggespielt hat, nach Hause geht und weiter stöhnt: ‹Ach, armer Yorick!› und so weiter, und so weiter?»

«Nein, der geht gewöhnlich lumpen und genießt das Leben mit deiner Schwester.»

«Na, siehst du. Sobald er den Zuschauern für ihr gutes Geld seinen Hamlet hingelegt hat, wird er wieder der alte Basil Beauchamp – womit ich nicht gesagt haben will, daß dabei viel herausschaut.» Squiffy machte einen guten Schluck. «Mein Malheur, Grim, besteht darin, daß ich mich von meiner Rolle mitreißen lasse. Es hätte ja genügt, mein kleines Versehen in Mireborough innerhalb der Familie damit zu kaschieren, daß ich mich als führenden Wissenschaftler ausgab. Aber wenn man auf eine Party geht und von einem Mädchen gefragt wird, was man ist, kann man nicht einfach erklären, daß man seine Tage damit verbringt, einer Schar Jungens einzubleuen, wie das Barometer drunten in der Halle funktioniert. Da sagt man eben, man ist ein Naturwissenschaftler, und ihre Augen beginnen zu strahlen und sie sagt: ‹Wie wahnsinnig interessant, Sie machen wohl Wasserstoffbomben und Raumschiffe?› Und man sagt: ‹Klar›, und im Handumdrehen ist man draußen im Garten und zeigt ihr die Milchstraße.»

Ich erinnerte mich, daß Squiffy für das zarte Geschlecht sehr empfänglich war und schon in den alten Tagen in Whortleton mit einer Windmühle aus Plastik enormen Eindruck bei einem kleinen blonden Ding geschunden hatte.

«Das behauptete ich auch bei einer komischen Party draußen in Notting Hill einem Mädel namens Noreen gegenüber – einem hochanständigen Mädel, arbeitet in einem Espresso an einer dieser wundervollen Maschinen, die soviel Dampf machen, ich wollt, ich könnt's. Dann kreuzte dieser Bursche Yarmouth auf», erzählte Squiffy. «Ein komischer Kauz, hauptsächlich aus Brille und Schnurrbart bestehend. Aber er ist ein Spitzen-Geheimagent.»

«Hör mal, Squiffy, du willst mich doch nicht glauben machen –»

«Zum Teufel, Grim, du liest doch in einem fort über diese Leute in den Zeitungen. Ganz gewöhnlich aussehende Kerle, die in die Admiralität hineinspaziert kommen, sich als Fensterputzer ausgeben und dabei sämtliche Pläne in ihre Jumper stopfen. Ich hatte mich eben ein bißchen über das Leben in Woomera ausgelassen –» Squiffy kratzte sich plötzlich den Kopf. «Wo ist übrigens dieses Woomera? Glaube, ich hatte schon etliche Gläser intus, weil ich mich auch über die internationale Lage ausließ; da wurde Yarmouth plötzlich ganz zappelig und fragte mich, ob ich nicht mit seinen Kameraden zusammenkommen wolle. Ich meinte, zum Pfeilschießen oder so was, und sagte: ‹Ja.› Und er sagte darauf: ‹Gehen Sie am kommenden Sonntag ins Britische Museum, tragen Sie den Band E–K des Telefonbuchs und eine Netztasche mit drei Orangen – es können auch Zitronen gewesen sein, oder sogar Grapefruits, ich hab's vergessen –, treten Sie auf einen Mann zu, der den Band L–R des Telefonbuchs und ein Netz mit Zwiebeln trägt, und sagen Sie, daß Ihre Großmutter ihre Brille zerbrochen hat. Er wird antworten, daß Hausgeräuchertes sehr nahrhaft sei, und damit sind wir im Geschäft.›»

«Mein lieber Squiffy», klärte ich ihn auf, «das ist eben gleichfalls ein Verrückter –»

«Was heißt das, ‹gleichfalls›?» fragte Squiffy beleidigt. «Das alles begann, noch bevor Lucy von New York zurück war. Natürlich ließ ich mich an diesem Sonntag dort nicht blicken, und am folgenden Wochenende rief mich Yarmouth an. Hat meine Nummer vermutlich von Noreen bekommen. Er schien recht verschnupft zu sein. Ist ja auch ein scheußlicher Ort, um zu warten, dieses Britische Museum. Er ruft mich noch immer an und wünscht, daß ich mich mit diesem Zwiebel-Kerl treffe – was war das?»

Es hatte an der Tür geklopft. Squiffy tauchte hinter dem Diwan unter.

«Lieber alter Junge, nur keine Panik! Es ist bestimmt nicht der Bursche aus Moskau, sondern nur mein Nachbar, der Zigaretten schnorren will. O hallo», lächelte ich, als ich die Tür öffnete. «Welch eine Überraschung!»

«Hallo, Gaston», lächelte Lucy zurück. «Ich möchte meinen Bruder sprechen.»

«Ihren Bruder?»

«Ja. Den Jungen dort, dessen Füße hinter Ihrem Diwan herausragen.»

«Wieso zum Teufel wußtest du, daß ich hier bin?» fragte Squiffy böse und kehrte wieder unter die sichtbaren Anwesenden zurück.

«Mein Lieber, das war so offenkundig wie der Nelson auf dem Trafalgar Square, nach der Art zu schließen, wie du dich nach der Adresse erkundigtest.»

«Bin nur zu einem Plausch vorbeigekommen. Über meine Arbeit, weißt du. Im Laboratorium.»

«Gewiß. Und ich bin vorbeigekommen, um dir zu sagen, daß dein Laboratorium aufs dringlichste angerufen hat; es beklagt sich, daß du den Schlüssel zum Speiseschrank hast mitgehen lassen.»

«Ach ja», erläuterte Squiffy. «‹Speiseschrank.› Das Codewort für unsere letzte Geheimbombe. Enorme Zerstörungskraft.»

«In deinem Zimmer konnte ich den Schlüssel nicht finden», fuhr Lucy gelassen fort. «Bloß ein Übungsheft mit einigen Formeln, die von dir mit roter Tinte korrigiert wurden – und das äußerst schlampig, mit Verlaub – und einer bemerkenswert ähnlichen Bleistiftskizze deiner Person auf der letzten Seite, die die Überschrift trägt: ‹Squiff ist ein Esel.› Darf ich eintreten?»

«Ja, natürlich.»

«Sie sind herzlos, Gaston», sagte Lucy mit einem süßen Lächeln zu mir. «Nicht einmal angerufen haben Sie mich, um mir zu erzählen, was mit dieser köstlichen Scheidung passiert ist.»

«Ich dachte bloß, Sie seien mit Wohltätigkeitsmatinees und Basil Beauchamps und so weiter schrecklich ausgelastet.»

«Basil ist augenblicklich verreist. Er vergnügt sich damit, den verschiedenen Schönheitswettbewerben in den Küstenorten beizuwohnen, um nach einer Heiligen Johanna für sein Musical Ausschau zu halten.»

Ich erinnerte mich schleierhaft, in der Zeitung gelesen zu haben, daß Basil das Whortletoner Ferienlager mit seinem Besuch beehren und kommenden Samstag als Preisrichter bei der nationalen Schlußrunde fungieren würde.

«Lucy, ich kann dir alles erklären», platzte Squiffy heraus, der inzwischen auf dem Diwan erstickte Geräusche von sich gegeben hatte.

«Bitte, tu's.»

«Siehst du, Lucy –» Er kratzte sich den Kopf. «O verdammt! Sag's du ihr, Grim.»

Ich umriß ihr mit kurzen Worten Squiffys gegenwärtigen Stand in wissenschaftlichen wie in Spionagekreisen.

«George», erklärte Lucy summarisch. «Du bist ein Esel.»

«Schön und gut, aber ich kann nicht einmal die Polizei um ihren Schutz oder was immer angehen. Dann wäre die Katz aus dem Sack, und es gäbe eine schöne Bescherung just in dem Augenblick, wo der Alte nach Haus kommt.»

«Ich kann dir versichern, daß dieser Yarmouth dich bloß zum Narren hält», erwiderte Lucy ruhig.

Ich muß sagen, ich bewunderte Lucy um der Kühle willen, mit der sie das Ganze aufnahm und dirigierte. Ich erinnerte mich an ihre Geschicklichkeit in der Beherrschung peinlicher Situationen schon in jenen Whortletoner Tagen, da es Squiffy zustande brachte, auf sich selbst zu sitzen, während er einen Liegestuhl aufstellte.

«Du kannst dir nicht vorstellen, wie ekelhaft er am Telefon ist, vor allem frühmorgens», murrte Squiffy. «Ich kenne niemanden, der den Worten ‹Britisches Museum› einen so unheimlichen Beiklang geben kann.»

«Zufälligerweise ist diese ganze Sache mit dem Britischen Museum der Abklatsch einer Episode aus dem Stück ‹Inspektor Inchcape›, das Basil vor Wochen im Fernsehen gegeben hat.»

«Wirklich?» Squiffys Lebensgeister kehrten zurück. «Ich schau mir natürlich immer nur die Püppchen vom anderen Kanal an.»

«Sogar die Telefonbücher und die Orangen stimmen.»

«Dann ist also der Kerl wirklich ein Schwindler?»

«*Auch* ein Schwindler», bemerkte ich.

«George», erklärte Lucy mit Entschiedenheit. «Du brauchst eine Ruhepause.»

«Du willst mich doch nicht loswerden, indem du mich auf unser Landgut verschickst? Du weißt, der Butler kriegt jedesmal seinen Lohn erhöht, wenn er dem Alten etwas Schlimmes über mich berichtet.»

«Du könntest ins Ausland fahren.»

«Mein Paß liegt im Panzergewölbe seit der Affäre mit dem Mädel an der Costa Brava. Ich könnte jetzt auch gar nicht verreisen», machte Squiffy geltend, «weil ich dich doch, solange Basil die Küste abgrast, diese Woche zum Lord's-Kricketmatch und nach Glyndbourne begleiten soll.»

Lucy lächelte. «Gaston wird sicher an deine Stelle treten – falls er nicht andere Verpflichtungen hat.»

«Wer – ich?» Wieder erstrahlte mein Inneres von Sonnenschein. «Ja, natürlich, Lucy. Hab überhaupt keine anderen Verpflichtungen. Keine wie immer gearteten. Was haltet ihr von einem Mittagsdrink?» schlug ich angeregt vor. Ich sah mich um. «Nur scheint George der Flasche inzwischen den Garaus gemacht zu haben.»

«Ich hol eine neue vom Wirtshaus um die Ecke», rief Squiffy aufspringend. «Nach der kolossalen Erleichterung wegen Yarmouth ist das wohl das Mindeste, das ich tun kann.»

«Gaston, bei Ihnen fehlt das weibliche Element», bemerkte Lucy, die sich nach Squiffys Abgang in meiner Bude umsah.

«Bißchen unordentlich, muß ich zugeben. Hatte Verwandtenbesuch.»

«Lassen Sie mich wenigstens oberflächlich aufräumen», forderte sie, sich die Ärmel aufkrempelnd. «Was tun Sie um alles in der Welt mit diesem scheußlichen Ding in der Flasche?»

«Das gehört meinem Verwandten. Stammt aus dem Inneren eines hohen Richters.»

«Uff», sagte Lucy und begann das Geschirr zusammenzustellen.

Natürlich hätte ich Lucy nie und nimmer allein in meiner Bude empfangen können, solange ich noch mit dem nettesten Mädchen der Welt verlobt war. Doch nunmehr, überlegte ich, während ich den abgelegten Ring in meiner Tasche befingerte, konnte ich sämtliche Frauen Londons empfangen, wenn ich wollte, obgleich schon einige wenige zuviel gewesen wären.

«Lucy», fragte ich, während sie den Besen, der an fortgeschrittenem Haarausfall litt, zu schwingen begann, «ich dachte, diese Rolle der singenden Heiligen hätte Basil für Sie vorgesehen?»

Sie zog ein Schmollmündchen, das abermals meine Magenpforte mit Sonnenschein überflutete.

«Oh, er fand offenbar, meine Stimme hat nicht genug Appeal und meine Beine haben davon zuviel – oder etwas Ähnliches. Wissen Sie, Gaston, Basil ist ein lieber Mensch und kennt wirklich jedermann von der Bühne, aber ich frage mich manchmal, ob er nicht an Vaters Finanzen mehr interessiert ist als an mir.»

«Aber nicht doch!» rief ich entsetzt. «Der liebe Basil ist einer der Besten. War mit ihm jahrelang dick befreundet.»

«Ja, ich urteile wohl nur aus weiblicher Intuition, und nichst ist so unverläßlich wie die.»

«Zugegeben, er ist natürlich rasend eitel. Aber das sind schließlich alle Schauspieler.»

«Hm, gewiß», sagte Lucy und fegte eine reiche Beute von Zigarettenpäckchen unter meinem Diwan hervor.

«Ich wär selbst ganz unerträglich eitel, wenn ich sein Aussehen hätte. Und wenn alle Mädel sich in mich verknallten.»

«Alle Mädel?»

Ich lachte. «Das ist das Berufsrisiko bei Schauspielern, wissen Sie. Manchmal kann man ihn im Parkett kaum richtig sprechen hören, so sehr knackst es rechts und links von gebrochenen Herzen.»

«Hm, gewiß», machte Lucy abermals.

«Und er benützt natürlich reichlich Parfum.»

«Parfum? Aber er sagte mir, das sei eine Lotion, die ihm sein Arzt für die Haut empfohlen habe.»

Ich lachte erneut.

«Basil hat bezaubernde Umgangsformen», beharrte Lucy, indem sie drei bis vier alte Socken zusammenklaubte.

«Ja, genau das hat auch die Tochter der Hauswirtin von unserer alten Bude gefunden. Das arme Ding! Möchte gern wissen, wie das Ganze ausgegangen ist, nachdem sie ... nachdem sie ihren Urlaub gehabt hat.»

«Gaston!» Lucy schleuderte plötzlich ihren Besen zu Boden. «Basil erwartet, daß ich ihn heirate.»

«Meine herzlichsten Glückwünsche. Er wird bestimmt ein erstklassiger Gatte sein. Fürsorglich, heiteren Gemüts und häuslich, gepflegt in seinem Äußeren, ein guter Anekdotenerzähler –»

Lucy stampfte mit dem Fuß auf. «Gaston! Können Sie Ihr irres Gefasel nicht einen Moment unterbrechen? Sehen Sie denn nicht, daß es mir bitterernst ist?»

«Ja, Lucy, ich wußte nicht –»

«Oh, Gaston! Ich hab mich ihm versprochen, und jetzt will ich nichts, aber schon gar nichts mehr davon wissen!» weinte Lucy.

Und schon weinte sie an meiner Schulter, genau wie Connie, aber um ein Gutteil erfreulicher.

«Aber, aber», sagte ich, von Herzen hoffend, daß mein Taschentuch nach der wüsten Nacht in Whortleton nicht allzu schmierig sei.

«Gaston, Lieber», schluchzte Lucy. «Sie sind – Sie sind ein Aspirin für die Seele.»

«Bin stets bereit, junge Damen bei einem akuten Anfall von Kummer zu behandeln, glauben Sie mir.»

Lucy schluckte. «Ich hab soviel über Sie nachgedacht, liebster Gaston.»

«Ach nein?» war alles, was ich herausbrachte – der Sonnenschein drang in die Speiseröhre herauf und in den Zwölffingerdarm hinunter.

«Ich hab an die reizenden Tage gedacht, die wir mitsammen als Kinder in Whortleton verbrachten. Und wie schrecklich tapfer Sie waren, als Sie mir damals die Biene vom Nacken entfernten.»

«Ach ja, richtig, diese Biene.»

«Neulich wagte Basil nicht einmal, eine Mücke auf meinem Kragen zu erschlagen.»

«Vielleicht wäre ich bei Mücken auch gerade kein Held», gestand ich. «Bin ein ausgesprochener Bienenfachmann.»

«Gaston – erinnern Sie sich an den Kuß, den Sie mir gaben?»

«Hinter den Dünen, nicht wahr?»

«Nein, bei der Kanalmündung.»

«Ja, und du trugst deinen einteiligen Badeanzug.»

«Ich konnte es nie vergessen.»

«Ehrlich gestanden, Lucy», sagte ich aus tiefstem Herzen, «ich auch nicht.»

«Küß mich wieder, Gaston», hub Lucy zu sprechen an.

Aber ich hatte es bereits getan.

«Was ist denn bei euch los, zum Teufel?» brüllte Squiffy durch den Briefkasten. «Klopfe schon stundenlang. Habt ihr die Lust am Trinken verloren, oder was ist sonst in euch gefahren?»

«Und nun», lächelte Lucy und nahm mich an der Hand, als ich die Tür öffnete, «kommt Gaston zu uns zum Lunch.»

22

Am nächsten Morgen wurde ich durch ein dröhnendes Klopfen an meiner Eingangstür geweckt.

Verwirrt setzte ich mich in meinem Diwan auf. Es lag der wundervollste Tag meines Lebens hinter mir. Ich hatte in Lucys Wohnung geluncht, dann waren wir im Hyde Park spazierengegangen, wo wir seltsamerweise Squiffy verloren. Für den Rest dieses Sonntags konnten wir freilich keine großen Pläne schmieden, dank Miles' und seiner hochmoralischen Freunde, aber es gelang mir, ein offenes Restaurant zu finden, in das ich Lucy ausführte, und nachher gingen wir, weil Lucy gerne noch ein Bier trinken wollte, in eine kleine Kneipe mitten unter den Lagerhäusern an der Bankside. Dann schritten wir Hand in Hand längs des Embankment dahin, entblößten ein bißchen unsere Seelen, beguckten das Lichtergefunkel von den Brücken und fühlten, daß die Natur sich langsam anschickte, den seligen James Whistler zu kopieren. Bevor ich noch auf den Gedanken verfiel, auf meine Uhr zu sehen, war es längst Mitternacht vorbei.

Nun sah ich wieder auf meine Uhr und entdeckte, daß es bereits zehn vorbei war. Ich war wohl recht erschöpft gewesen: in der vergangenen Nacht drunten in Whortleton hatte ich, sozusagen seelisch auf die Folter gespannt, nicht viel Schlaf gefunden, von der Matratze zu schweigen, die offenbar mit getrocknetem Tang gefüllt war.

«Ja ja, ich komme schon», schrie ich, als sich das dröhnende Klopfen wiederholte. «Dreschen Sie mir die verdammte Tür nicht aus den Angeln.»

Wer zum Teufel mochte das sein? fragte ich mich, während ich meinen Morgenrock überwarf. Am Ende wieder Miles, der mich nach einem zweiten Zusammenstoß mit Connie bat, nochmals eine Scheidung in Szene zu setzen? Oder Squiffy, der die ganze Nacht lang im Hyde Park herumgestreift war? Oder vielleicht nur Mr. Hildenborough, um leere Flaschen einzusammeln?

«Gleich, gleich, zum Teufel!» rief ich, als es abermals trommelte. «Womit habt ihr euch denn gewappnet da draußen? Mit einem Dutzend Hellebarden und einem Sturmbock?»

Ich riß die Tür auf. Auf dem Fußabstreifer standen Frau Direktor Hilda und Anemone.

«Ach, mein armer, armer Junge!» rief Frau Direktor Hilda.

Sie drückte mich an ihren Busen – ich fühlte mich wie in einer Gummizelle.

«Armer, armer, lieber Junge!»

«Äh – guten Morgen, Frau Direktor Hilda. Schöner Tag heute, nicht?»

«Sie armes, liebes, mißverstandenes Geschöpf!»

«Guten Morgen, Anemone.» Wir Grimsdykes halten auf gute Manieren, auch zu den unwahrscheinlichsten Stunden. «Wollen Sie bitte weiter kommen? Ein Täßchen Kaffee? Ich bitte wegen der Bartstoppeln und Pantoffeln um Entschuldigung, aber ich vergaß, meinen Wecker aufzuziehen. Merkwürdig, wie lange man schlafen kann –»

«Können Sie mir je verzeihen?» brach es aus Frau Direktor Hilda hervor.

«Ich wüßte nicht, was da zu verzeihen wäre», erwiderte ich höflich und griff nach der Kaffeekanne.

«Wegen dieser Samstagnacht drunten in Whortleton.»

Ich lachte kurz auf. «Ach, deswegen? Ja, das war wohl ein allseits verpatzter Abend, was?»

Frau Direktor Hilda starrte mich an. «Oh, Gaston, wie sehr bewundere ich die heitere Seelenstärke, mit der Sie Ihr inneres Weh vor der harten Welt verbergen.»

«Ich weiß nicht –»

«Genau wie Sir Philip Sydney.»

«Es ist ein schöner Morgen, die Sonne scheint, die Vögel singen, und so weiter», erklärte ich.

«Dann werde ich Ihre frohe Stimmung vervollständigen. Ich habe alles gehört.»

«Oh, tatsächlich, Frau Direktor Hilda? Vielleicht ein Stückchen Toast?»

«Sir Lancelot – ein wundervoller Mann in vielfältiger Beziehung hatte von allem Anfang an Ihren Cousin Miles in Verdacht. Gleich nach seiner Rückkehr nach London suchte er ihn in seinem Heim auf und erfuhr die ganze Geschichte. Als mich Sir Lancelot gestern abend anrief, erkannte ich, wie ungerecht und herzlos ich gewesen war. Es trifft Sie nicht der leiseste Schatten eines Tadels.»

«Äußerst liebenswürdig von Ihnen, Frau Direktor Hilda.»

«Diese ganze phantastische Affäre ist lediglich auf die hochgradige Erregbarkeit von Miles' Frau zurückzuführen. Durchaus verständlich, bei ihrem Zustand. Noch vor nächstem Frühjahr wird Klein-Bartholomew einen Spielkameraden haben.»

«Großer Gott, das ist also die Diagnose? Jetzt wundert's mich nicht mehr, daß sie so scharf auf diese verflixten Kokosnüsse war.»

«Und was nun Sie angeht, Gaston», lächelte Frau Direktor Hilda, «so ist alles wieder, wie es immer war.»

«Fein», freute ich mich. «Es behagt mir gar nicht, muß ich sagen, unter einer dicken Wolke zu leben. Wo ich doch nie einen Regenschirm bei mir habe, wenn's zu regnen beginnt.»

«Mammi meint das in bezug auf uns beide», ergriff Anemone zum erstenmal das Wort. «Dich und mich. Alles ist wieder beim alten.»

«Ach richtig», sagte ich. «Du und ich.»

Komisch, irgendwie hatte ich Anemone völlig abgeschrieben.

«Gaston, mein liebes Kind», fuhr Frau Direktor Hilda fort, während sie mich wieder in der Gummizelle verstaute, «wo ist der Ring?»

Ich fischte ihn aus meinem Tabaktopf.

«Stecken Sie ihn gleich Anemone an. So, schön. Wie erhebend ist es doch, zwei junge Leute wieder glücklich zu sehen!»

«Das sind wir. Nicht wahr, Nenny?» fragte ich.

«Wir müssen sofort den Glückstag ansetzen», erklärte ihre Mutter.

«Mir scheint, ich höre den Kaffee kochen –»

«Nun ihr wieder in Freuden vereint seid, würde ich Samstag in vierzehn Tagen dafür vorschlagen. Was haben Sie, Gaston, um Himmels willen?»

«Nichts, Frau Direktor Hilda. Gar nichts. Ich meinte nur, ob Samstag in vierzehn Tagen nicht ein bißchen überstürzt ist?»

«Überstürzt? Aber ihr habt doch», hob sie mit einem Wiederaufflammen ihres alten Feuers hervor, «mehr als zwei Jahre Zeit gehabt, es euch zu überlegen!»

«Ja, das wohl.»

«Samstag in vierzehn Tagen ist ein äußerst günstiger Zeitpunkt. Ich habe selbstverständlich die Zimmer im Hotel Meeresrauschen abbestellt, so haben Anemone und ich die vollen zwei Wochen unseres Urlaubs zur Verfügung, um in Yorkshire sämtliche Vorbereitungen zu treffen.»

«Möchten Sie nicht ein bißchen Toast? Oder soll ich Ihnen vielleicht ein weiches Ei kochen?»

«Nein, danke, Gaston. Zwei Wochen konzentrierter Arbeit genügen bei meiner Durchschlagskraft, damit alles tipptopp parat ist. Schade, daß mein lieber Gatte sich wieder auf einer seiner langen Südamerika-Expeditionen befindet, aber bestimmt kann ich Sir Lancelot dazu überreden, Anemones Brautvater zu sein. Wen haben Sie als Brautführer im Auge?»

Ich war leicht verwirrt. «Einen Freund von mir, einen Atomforscher. Er ist augenblicklich auf Ferien, könnte es daher, glaube ich, machen.»

«Sie wären also erledigt.»

«Kann man wohl sagen.»

«Anemone und ich werden morgen die Sache gleich angehen; wir fahren mit dem Morgenzug von Kings Cross ab. Die Hochzeitstorte bestelle ich noch heute nachmittag bei Fortnum.»

«Mammi», schaltete sich Anemone neuerlich ein, «aber was ist mit den Mädchen?»

«Danke, Kind. Das hätte ich ganz vergessen. Infolge Lady Spratts merkwürdigen Benehmens war meine Schar unausgeglichener Teenager über ihre Ferien in Wales bitter enttäuscht. Bevor Sir Lancelot gestern telefonierte, hatte ich bereits Vorsorge getroffen, daß sie statt dessen eine Woche im Whortletoner Ferienlager verbringen. Da Anemone und ich nun gegen Norden fahren, um die Hochzeit vorzubereiten, könnten vielleicht Sie – und Ihr Freund, der Brautführer, wenn er keine anderen Verpflichtungen hat – das Landhäuschen beziehen, das wir für uns gebucht haben? Ich wäre beruhigt, wenn ein qualifizierter Arzt wie Sie die Mädchen im Auge behalten wollte. Zudem bin ich überzeugt, daß Ihnen einige Tage an der Küste vor Ihrer Hochzeit enorm gut tun würden.»

«Ich habe noch das eine und andere zu erledigen –»

«Sie wissen, ein Nein akzeptiere ich nicht als Antwort!» lächelte sie. «Überdies wird dieses Amt Sie von allerlei Unfug fernhalten und

Ihnen eine Art Beschäftigung geben, während Sie warten, daß der glückliche Tag für Sie herandämmert.»

«Nun gut, Frau Direktor Hilda», gab ich nach.

«Du mußt mich nun ‹Mutter› nennen. Komm, Anemone. Viel Arbeit harrt unser. Sei morgen um neun an der Autobus-Endstelle, Gaston, um die Mädchen zu übernehmen. Ich habe sie selbst sorgsam ausgelesen, du wirst sie äußerst manierlich finden.»

Sie gingen. Ich saß auf dem Diwan. Noch immer schien die Sonne, noch immer sangen die Vögel, der Milchmann klapperte und pfiff lustig drunten im Hof, und die Geranien auf dem Fensterbrett nickten den Katzen einen fröhlichen guten Morgen zu. Aber irgendwie schien der Sommer einförmig grau geworden zu sein. Ich machte einen tiefen Seufzer. Warum die Trübsal, fragte ich mich. Schließlich sollte ich mich nun in Kürze und endgültig mit dem absolut nettesten Mädchen der Welt ehelich verbinden.

23

«Sag mal, Grim», Squiffy kratzte sich den Kopf mit seiner Brille, «was meinte dieses fette alte Weib eigentlich, als sie mich als Brautführer apostrophierte?»

«Das meinte sie scherzhaft, wegen der Mädchen.»

«Oh, verstehe. Obzwar mir diese Art Amt, meiner Seel, gar nicht behagt.»

«Als praktizierender Pauker solltest du aber die richtige Hand dafür haben.»

«Freilich bin ich froh, aus der Stadt herauszukommen, wenn's schon soweit ist.» Squiffy schlang auf dem Rücksitz des Autobusses die Beine derart ineinander, daß man meinte, nur ein Chirurg könnte sie wieder trennen. «Die Dinge ballen sich jetzt ziemlich arg für mich zusammen. Und dann besteht immer noch die Möglichkeit, daß dieser Kerl von einem Yarmouth aufkreuzt. Außerdem wollte ich schon seit Jahren in ein Ferienlager. Schauen nach den Werbesendungen im Fernsehen sehr lecker aus.»

Ich knurrte.

«Sag mal, Grim, was ist heut mit dir los? Du siehst aus, als würde deine Seele von Maden angefressen.»

«Nur ein bißchen nachdenklich, das ist das Ganze. Dieses plötzliche Wohlfahrtsamt. Wir Ärzte müssen unsere verantwortungsvollen Pflichten ernst nehmen.»

«Mir ist das rätselhaft: so ein herrliches Wetter, und alle Menschen lassen den Kopf hängen. Als ich Lucy verließ, sah ihr Gesicht wie ein verregneter Sonntag in Schottland aus.»

«Oh, wirklich?» Ich heiterte mich ein wenig auf.

«Sie schien sehr enttäuscht darüber, daß du so plötzlich abberufen wurdest. Glaube, sie freute sich schon, in deiner Begleitung zu Lord's und nach Glyndbourne zu fahren.»

«Klar. Sie hat Kricket und Opern sehr gern.»

«Nein, stimmt nicht ganz, keins von beiden.»

«Halt den Mund», sagte ich. «Es geht los.»

Unser Sonderautobus glitt von der Victoria-Endhaltestelle in den Sonnenschein hinaus und trug unser Dutzend Mädchen den moralisch so heilkräftigen Brisen von Whortleton entgegen.

«Bei diesen sorgsam ausgelesenen Mädchen erübrigt sich jede Mahnung, Gaston», hatte Frau Direktor Hilda zu mir gesagt, bevor sie mit Anemone zu ihrem Zug eilte. «Dennoch beherzigen wir gewisse kleine Regeln, deren Beobachtung ich dir ans Herz lege. Um neun Uhr schlafen gehen, allmorgendlich eine kalte Waschung, weder Rauchen noch Trinken, und selbstverständlich kein Geschlechtsleben. Hier hast du ein Pfund, damit du ihnen Süßigkeiten kaufen kannst, wenn sie wirklich brav waren.»

«Leben Sie wohl, Ma'am, Gott segne Sie», riefen die Mädchen unisono.

«Gute Ferien», rief Frau Doktor Hilda zurück. «Und vergeßt nicht zu schreiben.»

Ich gab Anemone einen Abschiedskuß, während Squiffy nach seinem Gepäck Ausschau hielt, das er bereits verloren hatte. Weiß nicht warum – aber ich hatte ihm meine Braut nicht vorgestellt. Eigentlich gehörte Anemone zu jener Sorte Mädchen, die man niemandem vorstellt. Ich kletterte in den Bus und stellte erleichtert fest, daß die Mädchen mit ihren weißen Kleidern und ihrem zurückgebürsteten Haar äußerst gesittet aussahen. Sie schienen zwischen zwölf und sechzehn Jahren alt zu sein und einigermaßen zu Akne und Schielen zu neigen, doch andererseits machten sie den gesunden, leicht karbol-umwitterten Eindruck von Institutszöglingen bei einem Ausflug.

«Komisch, wieder nach Whortleton unterwegs zu sein», bemerkte Squiffy, als der Chauffeur dem Süden Londons zustrebte. «Hab seit unserer Wiederbegegnung des öfteren an unseren lieben alten Ort gedacht. Und Lucy desgleichen. Gestern abend grub sie sogar ein altes Foto von uns dreien aus – mit Eimerchen und Schaufeln stehen wir da – und steckte es sich an ihren Spiegel.»

«Oh, wirklich?» wiederholte ich.

Squiffy machte eine Pause, wobei er versuchte, die Finger aus den Mittelhandknochen seiner Linken herauszuzerren.

«Grim», rief er dann aus, «gibt's was zwischen dir und Lucy?»

«Was sollte es geben? Nicht das geringste.»

«Weißt du, sie hat Basils Bild als Romeo ins Badezimmer verbannt.

Allerdings», überlegte er, «hat sie ihn noch immer als Marc Anton, König Lear und Othello. Nein, stimmt auch nicht mehr – den Othello hat sie heute früh in die Schublade getan.»

«Lucy ist bloß eine liebe, gute, alte Freundin von mir. Genauso wie du mein Freund bist.»

Ich lehnte mich zurück. Ich war fest entschlossen, mich an meine Braut zu halten, das n-este M. d. W. Freilich kam ich mir dumpf wie das gemästete Kalb vor, als es die Schritte des Verlorenen Sohnes näherkommen hörte.

Ich schnüffelte.

«Sag mal, Squiffy, glaubst du nicht, daß der Bus Feuer gefangen hat?»

Auch er schnüffelte. «Ja, gewiß, es riecht ein bißchen brenzlig.»

«Schau, dort vorn steigt leichter Rauch auf», rief ich und eilte den Mittelgang hinab, vom Wunsch beseelt, die kleinen Opfer aus der Glut zu retten.

Auf den Vordersitzen pafften zwei Zwölfjährige selbstgerollte Zigaretten.

«Äh – Kleine –» begann ich, an die eine gewendet, die stark an Akne litt.

«Geh, laß dich ausstopfen!»

«Also hört mal!» Ich fühlte, wie mir der Kragen platzte. «Drückt sofort diese Glimmstengel aus!»

Die zweite, mit Schielaugen begabte, warf einige von jenen Worten ein, die in den Abendblättern durch Auslassungspunkte wiedergegeben werden.

«Ich habe euch aufgefordert, diese verdammten Glimmstengel auszudrücken!» wiederholte ich energisch.

Diese Worte versetzten den Autobus in einen wilden Aufruhr, etwa der Art, wie er in Parlamentsberichten mit «Rufe der Entrüstung und des Verzichts» umschrieben wird, und entlockten der Schielenden weitere Auslassungspunkte.

«Na schön, Lady Chatterley», sagte ich ihr. «Rauch soviel du willst und schick dein Bronchialepithel zum Teufel.»

Ich stelzte erbittert zu meinem Sitz zurück.

«He, Lustmolch», lud mich eines der älteren Mädchen, das einen so netten Knicks vor Frau Direktor Hilda gemacht hatte, ein. «Magst einen Zug?»

«Danke.» Ich nahm zwei Zigaretten aus ihrem Päckchen. «Eine für mich und eine für meinen Freund.»

Squiffy und ich entzündeten sie. Gar nicht schlecht, dachte ich, dem kleinen Racker einmal mittels demokratischer Gleichschaltung den Wind aus den Segeln zu nehmen. Die Mädchen waren jetzt etwas stiller geworden, wahrscheinlich weil wir die Strafanstalt von Wandsworth passierten, und etliche von ihnen hielten erregt nach ihren Papis Ausschau.

«Sag mal», beschwerte sich Squiffy. «Was für eine Zigarettenmarke ist denn das?»

«Ich glaube, sie rollt sie selbst», sagte ich, das Ding untersuchend. «Sieht ganz danach aus.»

Ich machte ein paar weitere Züge.

«Weißt du, Squiffy –» Ich lachte auf. «Dieser kleine Ausflug scheint sich gar nicht so schlecht anzulassen.»

Auch Squiffy lachte herzlich auf. «So ist's schon besser, Grim! Du beginnst dich ein bißchen aufzuheitern.»

«Oh, das Leben ist ja doch, genaugenommen, gar keine so dreckige Einrichtung.»

Ich streifte übermütig meine Asche ab.

«Komisch», grinste Squiffy, «ich hab mir grad selbst gedacht, daß die Welt im großen und ganzen doch ein recht annehmbares Plätzchen ist.»

«Und diese Mädel sind im Grunde gar keine so schlimme Bande.»

«Mit der kommenden Generation ist alles goldrichtig, glaub mir.»

Ich lachte nochmals. «Mir scheint, diese kleinen Taugenichtse haben eine Flasche Gin mit.»

«Wird ihnen das einen Spaß machen!»

«Tut einem richtig wohl, sie zu sehen.»

«Mädel sind eben Mädel.»

Wir beide fanden das schrecklich lustig.

«Kennst du eigentlich schon», fragte ich, mir die Tränen abwischend, «die furchtbar komische Geschichte vom Bischof und dem Papagei?»

«Kann's kaum erwarten», schrie Squiffy, sich auf die Schenkel schlagend.

«Ich will sie dir erzählen», kicherte ich, «wenn sich dazu Gelegenheit bietet, bevor wir nach Whortleton kommen.»

Squiffy barst vor Gelächter. «Aber wir haben ja noch gar nicht London verlassen, alter Querschädel!»

«Nein?» wieherte ich zurück. «Wir haben doch London zur Lunchzeit verlassen.»

«Zur Lunchzeit? Bestimmt nicht. Gestern abend.»

«Möglich.» Ich dachte nach. «Nein, Squiffy, falsch. Wir haben London morgen früh verlassen.»

Plötzlich sah ich Anemone den Mittelgang zwischen den Sitzen heraufkommen; sie vollzog die letzte Phase vom Tanz der sieben Schleier.

«Allerhand!» rief ich und setzte mich gemütlich zurück, um das Finale auszukosten. «So was erlebt man nicht im Londoner Stadtverkehr –» Ich packte Squiffy am Arm. «Diese Zigarette – drück das verdammte Ding sofort aus!»

«He? Laß das, Grim. Das Zeug schmeckt mir. Hab große Lust, meine Sorte zu ändern.»

«Drück sie aus, Mensch!»

Ich war ein bißchen benebelt, aber es gelang mir trotzdem, die Diagnose zu stellen. Verzerrung des Zeit- und Raumsinns – erinnerte ich mich aus meinen Pharmakologiebüchern – in Verbindung mit unbegründeter Heiterkeit und überraschenden Visionen ausgesprochen erotischer Natur. Symptome von Vergiftung durch *Cannabis Indica*, auch unter den Namen Marihuana, Bhang, Dagga, Haschisch oder Indischer Hanf bekannt.

«Wo ist das Mädel mit diesen Zigaretten?» fragte ich. «Hier, du – du kleines Scheusal. Weißt du, daß du Narkotika rauchst?»

Sie maß mich mit einem Blick. «Lustmolch, kapierst du denn gar nichts? Von einem Paket Woodbines kriegste keinen Mumm, wenn du so lang im Schlepptau hängst wie die Endesgefertigte.»

«Folg mir sofort dieses Päckchen aus, hörst du? Verstehst du denn nicht, daß es sich um eine gefährliche Droge handelt?»

«Das möcht dir so passen! Die da haben mich ein Pfund gekostet. Kauf dir selber welche, du alter Filz.»

Da dieses Argument vom Rest der Versammlung geteilt wurde, blieb mir nicht viel anderes als der Rückzug übrig. Hinten traf ich Squiffy in wildem Handgemenge mit einem Mädchen an, das sich auf seinen Knien niedergelassen hatte und ihn ins Ohr zu beißen versuchte.

«Grim, klaub mir um Gottes willen dieses Sexküken aus dem Haar!» flehte er mich erbarmenswürdig an.

«Laß das auf der Stelle», kommandierte ich.

Sie warf mir einen verächtlichen Blick zu. «Sind wohl noch nicht mündig, Mister, was?»

Zum Glück zog in diesem Augenblick Lady Chatterley die allgemeine Aufmerksamkeit auf sich, indem sie ein Liedchen anstimmte.

Bei Gott, in den alten Spitalstagen pflegte ich beim Singen meinen Mann zu stellen, besonders spätnachts, wenn alle Mädel verschwunden waren und wir Burschen uns mit etlichen unserer munteren, alten Lieblingsweisen gehenlassen konnten. Aber die reifen klinischen Songs rund um das Bierfaß klangen, mit dem Repertoire unserer kleinen Mitfahrerinnen verglichen, wie Gesänge der Heilsarmee. Nach einem Weilchen hielt der Chauffeur an und erklärte, er sei zwar ein verheirateter Mann mit Kindern, weigere sich aber, weiterzufahren, außer sie dämpften ein bißchen ihre Stimmen. Zum Glück wurde dann drei Mädchen gleichzeitig übel, und dies drosselte die übrigen bis zu dem Augenblick, da wir den Dünen des Südens entgegenfuhren und Whortleton vor uns liegen sahen – einen Haufen rauchender Bruchsteine neben dem funkelnden Meer.

«Unser liebes, altes Whortleton», bemerkte Squiffy, der sich langsam von seiner Haschischdosis erholte. «Richtig nett.»

«In dieser Entfernung spürt man noch nichts vom Gestank der Abfälle und der Kloake», erinnerte ich ihn. «Von den Juke-Boxes und den Touristen gar nicht zu reden, die unter wildem Gekreische auf der Berg- und Talbahn fahren.»

Das Ferienlager war außerhalb des Ortes auf einem dem Meer abgewonnenen Müllabladeplatz errichtet worden und sah wie jedes andere Ferienlager in den bekannten Sommerprospekten aus – mit dem Lukullus-Speisesaal, dem Mittelmeer-Schwimmbecken, dem Twist-Parkett, der «Gemütlichen Stube» für ältliche Pärchen, mit seinen Reihen roter und gelber Sommerhäuschen und seinen Betreuern, die herumgingen und den Gästen auf den Rücken klopften, um ihnen einzubleuen, daß sie sich wohl fühlten.

Wir hielten vor einem Tor im hohen Drahtgitter, von dem Plakate die Neuigkeit ausposaunten, daß Basil Beauchamp am Samstag höchstpersönlich das Lager mit seinem Besuch beehren würde. Unsere Taschen-Amazonen, die sich raschest von ihrem Übelsein erholten, stürmten kreischend durch die beiseite gestoßenen Torflügel auf die gelb-roten Häuschen los, sichtlich auf Männerjagd.

«Ist dies das einzige Tor?» fragte ich den Wächter.

«Jawohl, Kamerad.»

«Falls eine meiner kleinen Freundinnen herauszuschlüpfen versucht, traktieren Sie sie mit Ihrer Feuerspritze. Komm, Squiffy. Nach diesen Marihuanagenüssen, möchte ich ein bißchen der Ruhe pflegen.»

Squiffy und ich fanden unser Häuschen, doch kaum Zeit, die Betten zu prüfen und uns den Kopf darüber zu zerbrechen, wer hier einen schwarzen Büstenhalter und ein Paar braune Stiefel zurückgelassen hatte; denn schon klopfte es an der Tür und es erschien ein militärisch aussehender Bursche in einem blauen Blazer.

«Dr. Grimsdyke? Ich bin der Lagerkommandant.»

«Oh, guten Tag ... Sir.»

«Hören Sie, so geht das nicht. Ich meine diese Gesellschaft, die Sie von London hergebracht haben. Die Mädel haben bereits die Tudor-Bar in Trümmer geschlagen und den Fisch-Grill umgestürzt; jetzt jagen sie hinter einer Schar junger Männer auf dem Mickey-Mouse-Golfplatz her. Außerdem», fügte er hinzu, «hat sich eine von ihnen ins Schwimmbecken übergeben.»

«Schön», sagte ich erschöpft. «Ich will mein möglichstes tun. Beginnen wir am besten gleich mit der kleinen Speierin», schlug ich vor; ich wollte das Ganze von der ärztlichen Seite angehen.

Die Patientin am Schwimmbecken entpuppte sich als Lady Chatterleys Freundin, das Mädchen mit der Akne.

«Mir is plötzlich übel geworden», erklärte sie.

«Warum zum Teufel kann's dir nicht wie allen andern am richtigen Örtchen übel werden?»

«Richtig elend is mir.»

«Das glaub ich dir gerne. Nach so viel Gin zur Mittagszeit.»

«Es juckt mich am ganzen Körper.»

Ich sah sie mir genauer an.

«Wie viele von diesen Flecken sind Dauererscheinungen?» fragte ich.

«Waaas?»

Ich wandte mich an den Kommandanten. «Haben Sie vielleicht ein Lagerlazarett hier? Mit Isolierstation?»

«Selbstverständlich haben wir das, Doktor, bei uns hier ist für alles vorgesorgt. Gegen Ende der Saison wird sie öfters in Anspruch genommen.»

«Ich meine: richtig isoliert? Mit Drahtverhau umgeben? Sehr gut. Und wie steht's mit Pflegepersonal?»

«Wir sind in der glücklichen Lage, über zwei ehemalige Krankenschwestern des Sanitätskorps zu verfügen.»

«Und unter Ihren Rückenklopfern befinden sich doch hoffentlich ein bis zwei kräftige Burschen? Exsoldaten einer Kommandotruppe? Ringer auf Sommerurlaub?»

«Gewiß, unserem Stab gehören drei oder vier ehemalige Mitglieder der Militärpolizei an.»

«Nun, die können Sie alle beim Isolierpavillon einsetzen.»

«Wie – um das eine kleine Mädchen unter Kontrolle zu halten?»

Ich schüttelte den Kopf. «Diese Patientin hat die Röteln, aber die anderen setze ich unter strengste Quarantäne. Wenn Sie jetzt ein paar Kricketschläger und etliche Meter festes Seil herbeischaffen können, werden wir die Fälle ins Lazarett überführen.»

24

«Das ist das wahre Leben», sagte Squiffy zufrieden aus seinem Liegestuhl. Er streckte seine Beine aus, die von Pfeffer-und-Salz-Hosen, alten Turnschuhen und einer roten sowie einer schwarzen Socke umhüllt waren. «Sonnenschein in rauhen Mengen, zweimal täglich Fisch mit Kartoffelschnitzeln und nichts zu tun als zuzusehen, wie die Teilnehmerinnen am samstäglichen Schönheitswettbewerb wetteifernd um Gunst buhlen. Das ist mir noch lieber als das Carlton in Cannes.»

«Gewiß lassen sich die Dinge weitaus geruhsamer an, seit wir die Bälger ins Kittchen verfrachtet haben», stimmte ich ihm zu.

Es war einige Nachmittage später, und wir saßen neben dem Strand-Autodrom; ich versuchte in meiner Lektüre von Boswells *Johnson* weiterzukommen. Stets hatte mich der Ehrgeiz getrieben, es einmal ganz auszulesen, und noch immer lagen sechshundertvierundachtzig Seiten vor mir.

Squiffy kratzte sich den Kopf. «Sag mal, Grim – findest du nicht, daß wir die Kleinen recht schlecht behandelt haben?»

«*Wir* hätten *sie* schlecht behandelt?»

«Anfangs waren sie ja recht übermütig, das gebe ich zu. Aber ist die Küste nicht dazu da, um den Übermut schießen zu lassen? Eigentlich sollten die lieben Kleinen stillvergnügt mit den Gummienten im Kinderhimmel spielen.»

«Viel wahrscheinlicher ist es, daß sie stillvergnügt mit den Spielautomaten im Stadtkrug spielen würden. Überdies besteht die Gefahr, daß sie jedermann in Spuckweite infizieren.»

«Aber als ich mir deinen Schlüssel ausborgte und nach dem Frühstück zu den Kinderchen ging, um mit ihnen ein bißchen zu plauschen, sagten sie mir, sie hätten schon alle, bis auf diese eine, die Röteln gehabt.»

«Ich hab sie isoliert», erklärte ich mit Bestimmtheit. «Und sie bleiben isoliert, zum Teufel, bis ich's anders verfüge.»

«Weiß nicht, Grim.» Squiffy kratzte sich abermals den Kopf. «Ich kann dich dieser Tage einfach nicht verstehen. Sonst warst du doch so ein munterer und zufriedener Kerl, und nun könntest du glatt der alte Hiob sein, der seine Eiterbeulen sonnt. Scheinst nicht einmal an den reizenden Mädeln vom Schönheitswettbewerb interessiert.»

Ich sah die Mädchen, bewacht von einer Schar recht finster blickender Gesellen, durch das Lager wandeln. Doch schon seit Jahren kamen mir alle Mädel bei Schönheitswettbewerben wie eine Reihe neuer Bentleys vor – funkelnd, teuer und nett zu besitzen, aber alle aufeinander aufs Haar gleichend.

«Unter uns gesagt, Grim, ich hab mir bereits die todsichere Siegerin erkoren», fuhr Squiffy mit Wärme fort. «Das Mädel heißt Nuttie Flame. Sie hat sämtliche Gutpunkte – entzückende Keulen, eine gut gewölbte Brust, eine volle Mähne, von ihrer phantastischen Widerstandskraft ganz zu schweigen.»

«Ja, hab schon bemerkt, wie du ständig an den Ställen klebst.»

«Ich muß doch die Umgebung im Auge behalten, Grim. Es könnte sie doch einer untauglich machen! Ihren Büstenhalter anstechen, weißt du, oder sonst was.»

«Hei, Georgie-Schweinchen!»

Nuttie Flame war in diesem Augenblick selbst hinter der Ecke der Bongo-Halle aufgetaucht; sie trug einen schwarzen Badeanzug.

«O hallo», antwortete Squiffy, leicht blinzelnd.

«Wie geht's meinem Höhlenmenschen heut früh?» lachte sie, schlug ihm auf die Schulter und stieß ihm die Brille von der Nase.

Nuttie Flame war Australierin, rothaarig, groß, schlank, blendend gewachsen – toll sehen diese Mädchen aus, wenn sie bronzebraun gebrannt an der Küste von Sydney liegen. Sie war die richtige Gefährtin für einen jener Lebensretter, die sich damit beschäftigen, mit der einen Hand ein paar Badende an Land zu ziehen, während sie mit der anderen Haifische verscheuchen; aber ihre Hauptwirkung auf Squiffy bestand darin, daß er wie ein eben von einer Elefantenherde zertrampeltes Getreidefeld aussah.

«Noch immer dabei, nachzudenken, wie man die Welt hochgehen lassen kann, Georgie-Schweinchen?» grinste sie und kniff ihn in den Arm, wobei sie diesen um ein Haar amputierte.

«Wälze nur ein paar Formeln in meinem Kopf, wissen Sie. Werde mich im Dubarry-Ballsaal einfinden, sobald die Fanfare im Lautsprecher ertönt.»

«Passen Sie nur auf, wie ich mit den Hüften wackeln werde», lachte Nuttie Flame, warf ihm ein Kußhändchen zu und entschwand.

«Ein interessantes Mädel», bemerkte Squiffy.

«Und schon wieder eine, der du den Atomenergie-Köder hingeworfen hast?»

«Grim, du bist ein ausgesprochener Spielverderber. Meiner Seel, wie mein Alter benimmst du dich, wenn während seines Rheumas der Zinsfuß steigt. Jeder Mensch läßt doch an solchen Orten ein bißchen die Zügel schießen. Hab gestern abend in der Bingo-Bar enormen Eindruck auf sie gemacht, als ich ihr von der neuen Bombe erzählte. Weißt du, von dieser wirklich kolossal raffinierten, die einfach alles erledigt, bis auf die Häuser und Gärten. Die Opposition braucht bloß einzuziehen und das Ganze zu übernehmen, den Marble Arch, die Kronjuwelen, und so weiter.»

«Wo hast du das alles aufgeschnappt, wenn ich fragen darf?»

«Aus einem Magazin, das ich bei einem der Rangen in der Schule konfiszierte, aber das weiß sie nicht. Und das erwies sich noch dazu als ein verdammt scharfsinniger Schachzug», fuhr Squiffy fort. «In der Bar war ein Kerl namens Whitherspoon, oder so ähnlich, der sich als ein Buchmacher auf zweiwöchigem Urlaub entpuppte.» Er lachte. «Komisch, Grim, was, daß ein Buchmacher Ferien macht, auf diese Idee kommt man gar nicht. 's ist schon schwer genug, sich diese Burschen ohne ihre kleine Tafel und ohne diese Ledertasche vorzustellen, die vor lauter Geld ständig zu platzen scheint. Trotzdem haben sie wohl Frauen und Familie und sind nett zu Hunden, wie normale Leute. Dieser Kerl von einem Whitherspoon», schloß Squiffy stolz, «hielt mich für einen Streber.»

«Was du nicht sagst?» bemerkte ich, nach meinem Taschendomino langend.

«Ja, er hielt mich für einen ätherischen Akademiker, viel zu sehr damit beschäftigt, die Erde in die Luft zu blasen, als den Realitäten des Lebens ins Auge zu sehen. So kratzte ich mein letztes Geld zusammen, das ich überhaupt hatte, und setzte es auf Nuttie Flame. Und dieser Idiot von einem Buchmacher gab mir fünf zu eins. Nicht schlecht, was? Damit kann ich ohne weiteres den kleinen Betrag zurückzahlen, den ich mir vom Schuldirektor ausgeborgt habe.»

«Was geschieht aber», erkundigte ich mich, «wenn sie nicht gewinnt?»

«Aber, Grim, sie macht das Rennen todsicher. Ich habe meine Informationen.»

«Die Hölle ist mit mehr guten Tips gepflastert denn mit guten Vorsätzen.»

«Da hat man's schon wieder, Grim. Der selige Jeremias nimmt sich neben dir aus wie der Junge, der im Fernsehen für Hundefutter Reklame macht. Ich weiß es, daß Nuttie Flame das Rennen machen wird, weil Basil es Lucy sagte. Alle diese Dinge werden noch mehr aufgetakelt als das gesamte Jachtgeschwader von Whortleton, das kannst du mir glauben.» Eine Fanfare ertönte durch das Lager. «Das Startzeichen», verkündete Squiffy und sprang auf. «Entschuldige, aber jetzt muß ich hinüber und mir einen guten Platz am Zaun sichern.»

Ich kehrte zu meinem Boswell zurück. Dann versuchte ich es mit einer Partie Domino, aber man würde nicht glauben, wie wenig anregend es ist, Domino mit sich selbst zu spielen. Squiffy hatte natürlich recht. Hätte ich mich unter den Propheten des Weltuntergangs befunden, würden sie mich mit komischen Geschichten aufzuheitern versucht haben. Ich begann mich bereits zu fragen, ob ich etwa an Gelbsucht oder Depressionen litte. Warum, so erforschte ich mein Gewissen, sah ich das Leben durch den Gelbfilter, wenn ich in weniger als vierzehn Tagen das netteste Mädel der Welt heiraten sollte? Von Rechts wegen hätte ich mich in nichts von den Rückenklopfern des Lagers unterscheiden dürfen.

Ich starrte auf das Meer hinaus und versuchte mich aufzuheitern, indem ich mir Zukunftsbilder malte. Wir würden ein nettes Haus in einer netten Vorstadt besitzen, und Frau Direktor Hilda würde mir einen netten ärztlichen Job in einer ihrer Wohlfahrtsorganisationen zuschanzen. Anemone würde mich nett und sauber halten und mir allabendlich ein nettes Dinner kochen, und wir würden eine Menge netter Kinder haben. Überdies durfte ich mich glücklich preisen, eine Schwiegermutter zu bekommen, die ein halbes Dutzend Heime für kriminelle Mädchen so leicht organisieren konnte wie ihr Frühlingsreinemachen. Frau Direktor Hilda hatte, nach der Morgenpost zu urteilen, die Hochzeit bereits bis zum letzten Hufeisen aus Silberpapier vorbereitet und mir die schweißtreibende Arbeit erspart, die Flitterwochen zu arrangieren, indem sie uns bei einem Burschen einquartiert hatte, der ein Heim für unverheiratete Mütter in Schottland führte. Und der gute Miles würde natürlich vor Freude bei seinem Hochzeitskuchen ersticken, wenn er sich vor Augen hielt, daß er durch diese Partie eine Art Blutsbrüderschaft mit Frau Direktor Hilda einging.

Ich steckte die Dominosteine ein. Ein Szenenwechsel würde, so meinte ich, vielleicht ganz heilsam sein.

Ich schlenderte durch das Lagertor, wanderte nach Whortleton hinein und kaufte mir eine Portion Aal in Aspik. Ich beugte mich über das Geländer der Promenade. Hier, fiel mir ein, war es gewesen, wo ich die Biene auf Lucys Nacken gepackt hatte. Dort war unsere romantische Kanalmündung. Jene greisen Esel waren wahrscheinlich dieselben, auf denen ich sie großzügig zu Ritten eingeladen hatte. Wieder einmal seufzte ich tief auf. Wann immer ich in eine der Whortletoner Zuckerstangen biß, würde sie durch und durch das Wort LUCY zeigen.

Ich führte mich selbst auf einen Hummerimbiß, auf eine Runde in der Schießbude und auf das volle Programm im Whortletoner Kino aus. Es war spät geworden, als ich in unser Häuschen zurückkehrte; Squiffy war noch nicht da. Ich legte mich nieder, versuchte es nochmals mit Boswell und entschlummerte dann.

Gegen zwei Uhr morgens wurde ich von Squiffy wachgerüttelt.

«He, Grim! Gratuliere mir!»

«Was hast du getan? Die Bingo-Kasse geplündert?»

«Nein, ich werde heiraten.»

Er begann im Häuschen auf und ab zu schreiten, wobei seine Arme und Beine gegen die Einrichtungsstücke trommelten.

«Hab soeben der kleinen Audrey einen Antrag gemacht. Draußen neben der Seepanorama-Kegelbahn. Und sie hat ihn angenommen.»

«Audrey? Wer ist Audrey?»

«Audrey Urridge. So heißt Nuttie Flame in Wirklichkeit.»

Ich rieb mir die Augen. «Du willst doch nicht sagen, daß du ihr tatsächlich –»

«Warum nicht? Ich liebe sie. Sie besitzt große Charakterstärke, eine äußerst liebevolle Natur und ein prachtvolles Gebiß.»

«Hör mal, Squiffy – leg dich jetzt ein bißchen aufs Ohr, gönne dir etwas Schlaf, und morgen früh werden wir in aller Ruhe darüber sprechen.»

«Es war durchaus keine Überrumpelung», fuhr Squiffy fort. «Weit davon entfernt. Audrey sagte: ‹Geh, du Übergescheiter, ich kenn dich doch kaum, und mit Professoren verkehr ich sonst überhaupt nicht.› Darauf sagte ich ihr, daß ich gar kein richtiger Professor sei – hatte mich im Lauf des Abends dazu befördert, glaub ich –, sondern bloß der nichtsnutzige Sohn eines Kerls, dem eine halbe Bank in der City gehört, und da sagte sie gleich: Alles zurück, bitte, sie heirate mich, wann ich will. Was sagst du dazu?»

«Von mir aus», sagte ich ihm, mich wieder niederlegend, «kannst du sämtliche zwölf Mädel heiraten, die im Schlußrennen liegen, und Basil Beauchamp noch dazu.»

«Also weißt du, Grim – die meisten Leute sagen was Nettes, wenn sie von der Verlobung Nahestehender erfahren.»

«Dein Alter wird das bestimmt wettmachen, sobald er nächste Woche von Karatschi zurück ist.»

«Daran hab ich auch schon gedacht.» Squiffy ließ sich auf sein Bett fallen. «Gewiß verhält sich der Alte meinen Affären gegenüber etwas mißtrauisch. Hatte von Zeit zu Zeit ein paar Mädel aufzukaufen und dürfte jetzt recht lustlos sein. Aber bei Audrey ist das anders. Ich werde meinem Daddy und der ganzen Welt beweisen, was für ein kolossaler Junge ich bin: ich werd diesen dunklen Gesellen, diesen Spion Yarmouth, entlarven.»

«Was, deinen Kollegen von Notting Hill?»

«Stimmt. Bin durch Lucys Erklärung keineswegs befriedigt. Wenn schließlich Audrey und der Buchmacher und du selbst mich für einen der führenden Atomwissenschaftler gehalten haben – warum nicht auch er?»

«Gute Nacht», sagte ich und wälzte mich auf die andere Seite.

«Ich hab noch immer Noreens Telefonnummer, werde mich also morgen mit ihm in Verbindung setzen und ihm sagen, er soll diesen Zwiebelkerl Samstag abend nach Whortleton schicken. Werde erklären, ich hätte zu Schleuderpreisen einige absolut umwerfende Geheimnisse von der Versetzungsliste abzugeben.»

«Gute Nacht.»

«Verdammt blöd wird er dreinschauen, wenn er bei der Blumenuhr wartet, und ich marschiere mit der halben Whortletoner Polizei auf. Noch dazu mit diesen Zwiebeln.»

«Gute Nacht.»

«Bist wirklich ein alter Eisberg geworden, Grim. Wie wir letztesmal zusammen in Whortleton waren, hast du dich ganz anders benommen. Es ist mir wurscht, was du sagst, ich werde Yarmouth endgültig entlarven, alle möglichen Orden vom Buckingham-Palast bekommen, den Alten in strahlende Laune versetzen und ihn dazu bringen, daß er mich Nuttie Flame heiraten läßt. So, jetzt weißt du's.»

«Gute Nacht.»

Was würde die liebe Lucy sagen, fragte ich mich, wenn sie ihren lieben Bruder unter den Morgenzeitungen entdeckte, von meinem Boswell erschlagen?

25

Dieser Samstag, an dem die Schlußrunde des Schönheitswettbewerbs steigen sollte, war wiederum ein prachtvoller Tag in Whortleton: die Sonne funkelte glückstrahlend auf dem silbernen Sand neben dem knallblauen Meer, die munteren kleinen weißen Boote schaukelten lustig auf dem Wasser, und der hübsche, kleine, gelbe Hubschrauber surrte emsig darüber hin, um die Leute, die von der Strömung mitgerissen worden waren, herauszufischen.

«Und wie geht's den lieben, kleinen Küchlein heute?» fragte Squiffy, als er vom Büfett zurückkehrte; er hatte sich um eine zweite Portion Würstchen zum Frühstück angestellt.

«Sie waren bei der Morgenvisite in guter Form», berichtete ich ihm. «Recht artig, ausnahmsweise.»

Sonst wurde ich in der Isolierungsbaracke empfangen wie König Herodes der Große von der Müttervereinigung von Galiläa. Aber an diesem Samstag sahen die Mädelchen durchweg sauber und ordentlich in ihren weißen Kleidern aus und knicksten um die Wette.

«Eine Woche Isolierung hat ihnen allen mächtig gutgetan», bemerkte ich. «Hat sie vermutlich eine Zeitlang davon abgelenkt, daran zu denken, daß sie Teenager sind. Es muß ja schrecklich sein, die ganze Zeit vor Augen zu haben, was für ein fürchterliches Problem man ist.»

«Nun, der große Tag ist angebrochen.» Squiffy nahm sich noch etwas Tomatensauce. «Um halb drei ist alles aus, und dann kommt der stolze Moment für mich, wo ich Nuttie Flame als Siegerin in die Bingo-Bar führe. Hab noch nie ein Mädel in besserer Kondition gesehen. Hat eine gute Gangart und Feuer, nimmt ihr Futter prächtig an. Ein hochbegabtes Mädel, diese Audrey.» Squiffy griff nach der Orangenmarmelade. «Wußtest du, daß sie singen und enorm komisch die Bauchtänzerinnen in der Kasbah imitieren kann?»

«Das wäre immerhin eine Art, die langen Abende daheim totzuschlagen.»

«Außerdem weiß sie eine Unmenge Witze und komische australische Geschichten. Freilich ist ihre Sprache manchmal verwirrend. Hab immer gedacht, ein Wombat ist eine Art Kricketschläger.» Squiffy sah auf die Uhr. «Dieser Lümmel von einem Beauchamp wird wohl nach dem Lunch auftauchen. Aber es wird nett sein, die liebe Lucy wiederzusehen.»

«Ja, es wird nett sein, die liebe Lucy wiederzusehen.»

«Hör mal, Grim», schlug Squiffy vor, «du läßt in den letzten Tagen den Kopf derart hängen, daß du unbedingt ein bißchen unter die Leute gehen solltest. Wie wär's, wenn wir alle, du und ich und Lucy und Nuttie, nächsten Samstag, wenn wir wieder in London sind, mitsammen ausgingen? Wir könnten irgendwo ein Picknick machen, mit einem gutgefüllten Freßkorb, und den Tag mit einem kleinen Dinner auf einem ruhigen Fleckchen an der Themse beschließen. Jetzt kann ich mit Nutties Preisen leicht den Gastgeber spielen. Was hältst du davon?»

«Leider hab ich für nächsten Samstag schon eine Verabredung.»

«Oh, verdammtes Pech. Hatte mir das Ganze so lustig vorgestellt. Wir werden wohl statt dessen diesen Vogel Beauchamp nehmen müssen. Aber jetzt will ich zu Nuttie, hinüber», endete Squiffy, die Reste seiner Tomatensauce mit seinem Marmeladebrot aufwischend. «Sie frühstückt immer im Bett, um ihre Kräfte zu konservieren. Würdest du nicht auch eine Kleinigkeit auf sie setzen wollen? Allerdings glaube ich, daß Whitherspoon dir jetzt nicht mehr als eins zu eins gibt.»

Er enteilte, und ich stocherte, alleingeblieben, in meinen Rühreiern herum. Mein Appetit schien mich völlig verlassen zu haben. Ich bin, wie Miles und jeder meiner ärztlichen Kollegen, leicht hypochondrisch und fragte mich bereits, ob ich nicht an einem garstigen schleichenden Leiden erkrankt sei. Dann würde die Hochzeit verschoben werden müssen, bedachte ich ergriffen. Die Einladungen würden zurückgenommen, die Geschenke im Dachboden aufgestapelt, dem Vikar der Nachmittag freigegeben und der Hochzeitskuchen an die Armen verteilt werden müssen. ‹Der arme Kerl›, würden alle Leute sagen. ‹Muß in einem gräßlichen Spital dahinsiechen, statt fröhlich Hochzeit zu feiern.› Ich würde hinter Wandschirmen in einem Winkel des Krankensaals liegen, Anemone meine Hand halten, die Schwestern auf Zehenspitzen vorbeieilen und der Spezialist draußen sich den Kopf kratzen und sagen: ‹George kann getrost den Totenschein ausstellen.›

Ich wurde plötzlich gewahr, daß ich meine Rühreier fertig gegessen hatte, und dieser Umstand versetzte mich sofort in eine etwas bessere Laune.

«Grim!» Squiffy platzte durch die Tür des Speisesaals herein. «Grim! Komm sofort! Es handelt sich um Nuttie. Sie hustet.»

«Ach so?»

«Und was noch schlimmer ist, sie sieht ganz komisch aus. Sie liegt im Bett, weint sich die Augen aus und sagt, sie wäre am liebsten wieder in Australien.»

«Komisch? Was verstehst du darunter?»

«Sie ist ganz rot und fleckig und greift sich heiß an.»

«Oh, dann hat sie die Röteln», sagte ich. «Ich will sie mir ansehen gehen.»

«Ein rosa Hautausschlag», stellte ich einige Minuten später in ihrem Häuschen fest. «Auf dem Gesicht und auf den Oberkörper übergreifend. Ja, stimmt. Juckt es Sie, Miss Flame?»

«Mir ist von Kopf bis Fuß lausig.»

«Ausgezeichnet. Allgemeines Unwohlsein, Schnupfen, leichte Blutstauung in der Bindehaut. Erhöhte Temperatur, selbstverständlich. Darf ich hinter die Ohren fühlen? Wie ich dachte: Erweiterung der Hals- und Hinterhauptdrüsen.» Ich legte das Haupt der von Kummer gebeugten Schönheitskönigin auf das Kissen zurück. «Sie haben noch nie Röteln gehabt? Dann sind sie's. Die grassieren in diesem Sommer.»

«Aber was wirst du tun, Grim?» fragte Squiffy, der neben dem Bett von einem Fuß auf den anderen sprang.

«Nichts, alter Junge. Dafür gibt's keine Behandlung. Ich werde dem Lagerkommandanten auftragen, Sie für einige Tage im Lazarett unterzubringen, Miss Flame. Nehmen Sie viel Flüssigkeit zu sich und lassen Sie sich im übrigen keine grauen Haare wachsen. Auf Wiedersehen.»

«Aber der Schönheitswettbewerb!» zischte Squiffy, sobald wir draußen waren.

«Hab noch nie gehört, daß ein über und über mit Flecken besätes Mädel Schönheitskönigin wurde.»

«Aber wenn sie gestrichen wird, verlier ich mein ganzes Geld!»

«Das wirst du, Squiffy. Pech gehabt.»

«Hol's der Teufel, Grim!» Squiffy hielt sich den Kopf mit beiden Händen. «Habe bei Whitherspoon tausend Pfund auf dieses Frauenzimmer gesetzt!»

Ich starrte den Burschen an. «Tausend Pfund? Aber du hast doch nie einen derartigen Barbetrag in Reichweite gehabt? Bist du am Ende in die eigene Bank eingebrochen?»

«Nicht ganz. Aber ich dachte, wenn ich bei dieser todsicheren Sache ein Bündel Banknoten einstreiche, würde ich nicht nur dem Schuldirektor meine Schulden blechen, sondern auch meinem Alten ein Schnippchen schlagen können, sollte er zufälligerweise gegen meine Heirat mit Audrey Bedenken haben. Und da bemerkte ich dieses kolossal kulante Angebot in den Privatanzeigen der hiesigen Zeitung.»

«Willst du vielleicht bei einer Kanalüberquerung mittun?»

«Nein, hinter dem Rathaus führen ein paar Burschen ein Büro, die es offenbar für eine himmelschreiende Schande ansehen, wenn Jungen wie ich, deren Väter vor Geld platzen, nicht genug haben, um Leib und Seele beisammenzuhalten. Sie borgen dir den Zaster, solang dir's paßt. Für beide Seiten ein äußerst nützliches Arrangement. Verstehe nicht, wieso nicht schon eine Menge Leute dran gedacht haben. Sobald sie festgestellt hatten, wer ich bin, wollten sie mir durchaus fünftausend geben, aber ich bin in vielen Dingen ein äußerst vorsichtiger Mensch, Grim, und ließ es bei einem Tausender bewenden. Und jetzt – ach, hol's der Teufel!»

«Hör mal, du Dummkopf. Ich bin überzeugt, eine solche Wette wird von Tattersall nicht anerkannt. Du kannst diesen Whitherspoon dazu bringen, daß er dir deinen Einsatz zurückzahlt.»

Squiffy starrte mich an. «Hast du schon je einmal gehört, daß es irgend jemandem irgendwo gelungen wäre, von einem Buchmacher Geld zurückzubekommen?»

«Recht hast du», gab ich zu.

«Kannst du ihr nicht irgend etwas eingeben, Grim?» flehte er mich an. «Ihr modernen Medizinmänner habt doch bestimmt alle möglichen Wunderdrogen in euren Ärmeln?»

«Röteln liegen nicht in der Wunderdrogen-Klasse.»

«Aber verdammt noch mal! Wie hat sie sich denn dieses Zeug überhaupt zugelegt?»

«Von dem Mädel, das sich ins Schwimmbecken übergeben hat, glaub ich. Die Inkubationszeit beträgt genau fünf Tage.»

«Jetzt stürz ich mich vom Pier ins Meer», kündigte Squiffy an.

«Ja, das ist wohl das Beste, was du tun kannst», sagte ich; ich hatte den Kerl nicht nur reichlich satt, sondern war auch selbst mit eigenen Sorgen eingedeckt.

Ich schlenderte in das Häuschen zurück, um eine nette kleine Ansprache für die Hochzeit am Samstag vorzubereiten. Da ich bereits von Mr. Moss und seinen unschätzbaren Brüdern die Hochzeitsadjustierung entliehen und Frau Direktor Hilda den Ring gekauft und mir die Rechnung dafür zugeschickt hatte, war dies das Ganze, was ich noch zur Prozedur beizutragen hatte. Ich setzte mich, mit einem Blatt Papier ausgerüstet, an den Tisch neben dem Bett. Wie ich mich von meinen Beistandsfunktionen bei derlei Anlässen her erinnerte, pflegte der glückliche Bräutigam zuerst allseits ein fröhliches Gekicher hervorzurufen, wenn er mit «Meine Frau» begann, dann dankte er allen Onkeln und Tanten für Kristall und Silberzeug und beendete seine Ansprache mit einer komischen Geschichte, worauf die Anwesenden sich nach Herzenslust über den Champagner hermachten. Ich glotzte das Papier an. Nicht um die Welt wollte mir eine komische Geschichte einfallen. Selbst die vom Bischof und dem Papagei, die sich, etwas zimmerrein gemacht, ganz gut dafür geeignet hätte, schien wie die Kricketergebnisse der letzten Woche meinem Gedächtnis total entfallen zu sein. Ich saß da, rauchte eine Zigarette nach der anderen und starrte die glücklichen Lagerinsassen an, die in der Sonne schmorten. Aber ich war natürlich glücklicher als jeder einzelne von ihnen. Mir stand in Kürze das Glück bevor, das netteste ...

Meine Gedankengänge wurden durch das Wiedererscheinen Squiffys unterbrochen.

«Grim», verkündete er. «Ich bin ein anderer Mensch geworden.»

«Ja?»

«Durch und durch.» Er setzte sich auf das Bett und schlang seine Beine ineinander. «Noch vor ein paar Minuten war ich drauf und dran, allem ein Ende zu machen, indem ich mich vom obersten Trampolin ins Schwimmbecken stürzte.»

«Ich dachte, du hättest den Pier dafür ausersehen?»

«Ja, aber das Bassin ist geheizt», erklärte Squiffy. «Hat doch keinen Sinn, sich dabei noch Unannehmlichkeiten auszusetzen, nicht wahr? Doch während ich in die wirbelnden Wasser zu meinen Füßen starrte, sah ich plötzlich meine Irrtümer ein.»

Ich griff nach meinem Bleistift. Einst hatte ich eine – wie mir damals schien – komische Geschichte über eine alte Dame und einen Autobusschaffner gehört – vielleicht eignete sich die?

«Hier bin ich», setzte Squiffy fort, «mit jeglichem Vorteil, den sich ein Kind nur wünschen könnte, auf die Welt gekommen, einschließlich eines weisen Vaters, der wußte, wie unklug es sein würde, in meine zarten Hände das Werkzeug der Verschwendung und Selbstzerstörung zu legen. Womit ich, selbstverständlich, den Zaster meine.»

Ich entzündete mir eine neue Zigarette.

«Statt dessen legte Pa wohlbedacht in meine zarten Hände den wahrhaften Schlüssel zum Universum – den Schlüssel der Naturwissenschaft. Dies zitiere ich aus jenem konfiszierten Magazin. Und was tat ich, Grim? Ich setzte dieses verdammte Labor in Brand, das tat ich. Ich bin ein Narr.»

Dem stimmte ich zu.

«Nun werde ich geradewegs nach Mireborough gehen, um Verzeihung zu erflehen, und dort werde ich wie wahnsinnig büffeln, werde promovieren und meine Dienste fortan der Menschheit widmen. Schließlich könnte ich auch wieder die Medizin aufnehmen, Grim. Gibt es noch immer irgendwelche scheußliche ärztliche Betätigungsfelder? Leprakolonien, und so weiter?»

Ich kritzelte etwas auf das Papier.

«Grim, ich möchte jetzt mit den Mädchen über dieses Thema plaudern. Ich habe das Gefühl, es würde zu ihrer Aufheiterung beitragen.»

«Bestimmt.»

«Vielleicht würden auch sie ihre Irrtümer einsehen, in ihre Heime zurückkehren und im Chor singen.»

«Möglich.»

«Wenn du also so freundlich wärst, Grim, mir den Schlüssel zum Isolierungspavillon zu geben –»

«Da hast du ihn», fertigte ich ihn kurz ab. «Jetzt aber schau um Himmels willen, daß du weiterkommst. Ich hab zu tun.»

«Danke, Grim. Sie werden in den kommenden Jahren beim Abendgebet, neben ihren Bettchen kniend, deine Güte preisen. Warte nur.»

Squiffy nahm seinen Abgang. Ich saß weiter über dem Papier, rauchte weitere Zigaretten und zerquälte mein Gehirn weiter damit, was der Bischof zu diesem Papagei gesagt haben konnte, und *vice versa.*

26

Um die Mittagszeit bemächtigte sich sämtlicher Lagerinsassen beträchtliche Erregung bei der Aussicht, so bald Basil Beauchamp zu sehen. Sogar ich war etwas aufgeregt. Und das war merkwürdig, war ich doch nie aufgeregt gewesen bei der Aussicht, Basil zu sehen, nicht einmal damals, als wir dieselbe Bude teilten, er eine Rolle bekommen hatte und damit die Aussicht bestand, daß er meinen kleinen Vorschuß zurückzahlen konnte.

Squiffy hatte ich beim Lunch nicht gesehen, was gleichfalls merkwürdig war, denn ich hatte noch nie erlebt, daß er seinen Fisch mit Kartoffelschnitzeln versäumte. Vielleicht hatte er sich entschlossen, sein neues Leben mit Fasten zu beginnen, oder sich schließlich doch noch vom Pier ins Meer gestürzt (wenn mir das Glück hold war); jedenfalls zerbrach ich mir nicht weiter den Kopf über ihn und schloß mich der Menge an, die am Lagereingang auf das Erscheinen von Basils Auto wartete.

In Wirklichkeit war es Lucys kleiner Aston-Martin, der erschien. Von den Rückenklopfern eskortiert, fuhr sie langsam durch die Mädchen, die auf dem Weg zum Dubarry-Ballsaal die Windschutzscheibe zu küssen versuchten. Basil stieg aus, setzte sein berühmtes Lächeln auf, alle begannen zu schreien, die Blitzlichter an den Kameras flammten auf, vorne fielen ein paar Mädchen in Ohnmacht, und er wurde zur Bühnentür an der Hinterseite des Baues entführt.

Lucy blieb allein hinter dem Lenkrad sitzen. Niemand nahm auch nur die geringste Notiz von ihr.

«Lucy, mein Mädel!» rief ich und bahnte mich durch die Menge, die in Sprechchören das Wiedererscheinen Basils und seine Küsse forderte.

«Oh, Gaston!» Ihr Gesicht erhellte sich, während sie das Fenster herabkurbelte. «Hast du schöne Ferien?»

«Ferien? Großer Gott, das kann man nicht Ferien nennen. Schwerarbeit, Kinderbetreuung, weißt du. Ansteckende Krankheiten behandeln, und so weiter.»

«Es tut mir leid, daß du London so plötzlich verlassen mußtest.»

«Mir auch. Aber ich mußte einem Kollegen aushelfen. Wir Ärzte, weißt du, müssen zusammenhalten. Wie war's bei Lord's?»

«Oh, nett. Basil sagte eine Verabredung ab und nahm mich mit.»

«Und Glyndbourne?»

«Oh, nett. Auch dorthin nahm mich Basil mit.»

Sie stellte den Motor ab.

«Ich meine natürlich», sprach ich durch das Fenster weiter, «nicht nur die Opernaufführungen, sondern auch die hübsche Umgebung.»

«Die Umgebung? Ach, von der Umgebung hab ich eigentlich nicht viel gesehen. Seit Basils letzter Film läuft, sieht man in seiner Gesellschaft nicht viel anderes als ein Meer von bewundernden Gesichtern, die sich nur in der Kostspieligkeit ihres Make-ups unterscheiden.»

Die Menge begann von neuem in Sprechchören nach Basil zu rufen, als vollbrächte der Bursche etwas wirklich Nützliches, wie etwa einen vollen Sieg in einem Ländermatch.

«Diese weltberühmten Schauspieler haben's nicht leicht», bemerkte ich. «Gar kein Privatleben mehr. Überall Fans. Werden sofort erkannt, in jedem Luxushotel und in jedem Kaff. Schwer zu ertragen für den armen Basil.»

«Ich glaube, Basil erträgt das Ganze glänzend», entgegnete Lucy kurz. «Wo ist mein Bruder?»

«Ich weiß es nicht, er trug sich mit der Absicht, vom Pier aus eine Schwimmtour zu unternehmen.»

«Was, George? Der schreckt doch vor jedem Bad zurück, wenn das Wasser nicht kochendheiß ist.»

«Die Meeresluft scheint ihn etwas gewandelt zu haben. Sollen wir hineingehen und schauen, ob wir noch Sitzplätze erwischen können? Scheint ein recht volles Haus zu werden.»

Squiffy trafen wir bereits in der ersten Reihe bei der kleinen Bühne an; diese war mit Wimpeln und Blumen besät und im Hintergrund eigens mit einem Vorhang ausgestattet, dessen seidene Schnur Basil betätigen konnte.

«Hallo, Lucy!» begrüßte Squiffy seine Schwester fröhlich. «Habe soeben drei feine Plätze am Mittelgang besetzt. Findest du nicht, daß mir die Sonne gutgetan hat?»

«Deine Nase schält sich recht abstoßend, wenn du das meinst.»

«Machen wir's uns bequem. Man sieht nicht jeden Tag der Woche die Schlußrunde eines nationalen Schönheitswettbewerbs, wie?»

«Scheinst dich ja wieder mächtig aufgerichtet zu haben», bemerkte ich, als er sich zwischen Lucy und mir niederließ.

«An einem so famosen Ort kann man nicht lang Trübsal blasen, Grim.»

«Hast du am Ende dein Geld von Whitherspoon zurückbekommen?»

«Das natürlich nicht», grinste Squiffy. «Eine Wette ist eine Wette, das ist nun mal nicht anders.»

Eine Fanfare gellte im Lautsprecher auf, und unter tobsüchtigem Beifallsgebrüll erschien Basil auf der Bühne.

«Muttis und Vatis, Mädels und Jungens», begann unser Filmstar. «Hoffentlich seid ihr ebenso begeistert von meinem Anblick wie ich von dem euren.»

Rufe wie «Ja!», «Kannste Gift drauf nehmen!» und «Ist er nicht phantastisch nah?» wurden laut.

«Wir Schauspieler», setzte Basil fort, der es zustande brachte, gleichzeitig zu reden und ein fixes Grinsen zu zeigen, «haben unserem

Publikum gegenüber viele Pflichten. Ich drücke mich nicht vor ihnen, Mädels und Jungens. Ich liebe sie. Denn ich liebe mein Publikum.»

Diese Worte riefen ein solches Getöse unter den Zuhörern hervor, daß ich kaum des Lagerkommandanten gewahr wurde, der mir auf die Schulter klopfte.

«Mr. Beauchamp geht's jetzt also wieder besser?» fragte er verwirrt.

«Wieso besser?»

«Hab Ihre Nachricht erhalten, Doktor, in der Sie mir mitteilen, daß er von Unwohlsein befallen wurde und der Wettbewerb um eine halbe Stunde später anzusetzen ist.»

«Meine Nachricht –?»

«Ich liebe euch alle», fuhr Basil fort. «Deshalb bin ich ja so entzückt, an diesem schönen Nachmittag mit euch in diesem einfach himmlischen Lager in diesem bezaubernden Whortleton beisammen sein zu können. Doch jetzt will ich nicht länger meine – will sagen eure – Zeit vergeuden und rasch zur Schlußrunde dieses aufregenden Schönheitswettbewerbes übergehen. Ich hoffe nur, Muttis und Vatis, Mädels und Jungens, daß ihr nicht, wenn ich an dieser Schnur ziehe, um die reizenden Damen euren Blicken darzubieten, meiner völlig vergeßt, von ihrer atemraubenden Schönheit geblendet.»

Basil zog an der Seidenschnur. Gewiß bot er unseren Blicken ein Dutzend Mädchen in Badeanzug und aufreizenden Stellungen dar. Doch waren es anstelle der offiziellen Schönheiten unsere unausgeglichenen Teenager.

«Was zum Teufel –» röchelte Basil.

Die Zuschauer verfielen in bestürztes Schweigen.

«Die Veranstaltung wird annulliert», zischte mir Squiffy ins Ohr, wobei er mich in die Rippen stieß. «Und damit, siehst du, krieg ich mein Geld zurück.»

Doch ich konnte mich erst mit diesem Gedanken befreunden, als Lucy in Lachen ausbrach.

«Lucy!» brüllte sie Basil über die Hyazinthen hinweg an. «Ich verlange, informiert zu werden, wer sich erlaubt, mich zum Narren zu halten.»

Ich selbst konnte nicht umhin, in wieherndes Gelächter auszubrechen. Squiffy kicherte. Und da Lachen ansteckender ist als Cholera, erdröhnte bald der ganze Saal vor unbändiger Heiterkeit.

«Wer ist für diese Ungeheuerlichkeit verantwortlich?» forschte Basil erbittert.

Die Mädchen standen bloß grinsend da, sie hielten das Ganze für einen köstlichen Streich. Basil zerrte an der Seidenschnur und entdeckte, daß sie nur in einer Richtung funktionierte. Ich trocknete mir die Augen. Freilich konnte ich mich in Basils üble Lage versetzen. Jeder Schauspieler ließe sich lieber mit Sirup beschmieren und bei lebendigem Leib von Riesenameisen auffressen, als sich in der Öffentlichkeit lächerlich machen.

«Man entferne diese Mädchen!» rief Basil, mit dem Fuß aufstampfend. «Ist denn an diesem ganzen dreckigen Ort niemand für sie verantwortlich?»

«Gewiß, junger Mann», sagte Frau Direktor Hilda, den Mittelgang mit Anemone herabschreitend. «Ich bin es.»

Ich sprang auf die Füße. «Großer Gott, Frau Direktor Hilda! Was führt Sie um alles in der Welt hierher?»

«Was mich hierherführt? Aber Sie haben mir doch gestern abend ein Telegramm geschickt, des Inhalts, daß alle meine Mädchen ernstlich erkrankt im Spital liegen?»

«Oh –»

«Er ist grausam zu uns gewesen», schrie das Mädchen mit der Akne und zeigte in meine Richtung. «Richtig grausam. Er sollt einmal in unserer Haut stecken, jawohl.»

«Was geht hier eigentlich vor, wenn ich fragen darf?» erkundigte sich Frau Direktor Hilda, die Bühne besteigend.

«Wissen Sie, wer ich bin?» gab Basil wütend zurück.

«Nein, ich weiß es nicht, junger Mann, und es interessiert mich auch nicht. Ich wünsche nur zu erfahren, wer dafür verantwortlich ist, daß meine Mädchen dieser scheußlichen Zurschaustellung ausgesetzt wurden.»

«Er hat uns eingesperrt», kreischte das schielende Mädchen.

«Bei dreckigem Brot und Wasser», fügte Lady Chatterley hinzu.

«Jemand soll doch um Gottes willen den Vorhang herunterlassen», flehte Basil.

«Dr. Grimsdyke», befahl Frau Direktor Hilda, nach ihrem Fernsehabenteuer keineswegs verlegen, von etlichen Hunderten bestürzter Lagerinsassen angestarrt zu werden. «Kommen Sie sofort hierher.»

Ich sah mich verzweifelt nach Hilfe um. Da gab es nur Squiffy, und nach seiner Miene zu urteilen, schien er mit aller Gewalt sein Gehirn abgeschaltet zu haben.

«Gaston, Liebling», fragte Lucy laut. «Wer ist denn um Himmels willen dieses merkwürdige Weib? Kennst du sie?»

«Wie können Sie es wagen!» brauste Frau Direktor Hilda auf und lief rot an. «Dies ist der Mann, der meine Tochter heiraten wird.»

Lucy schnappte nach Luft. «Gaston! Das hast du mir nie gesagt!»

«Oh, verzeih, Lucy.» Es war mir ein bißchen peinlich, vor allen diesen Leuten ein Zipfelchen meiner Seele zu zeigen. «Das ist mir leider völlig entfallen.»

«Spielt die Nationalhymne», rief Basil verzweifelt. «Gebt Feueralarm!»

«Und wer sind Sie, junge Frau?» fragte Frau Direktor Hilda erbost.

«Für Sie bin ich keine ‹junge Frau›», gab Lucy ebenso erbost zurück und sprang auf. «Ich bin mein ganzes Leben lang eine ganz besonders intime Freundin Gastons gewesen.»

«Gaston!» Frau Direktor Hilda maß mich mit jenem Blick, bei dem die Bleistiftabsätze ihrer Delinquentinnen in Grund und Boden versanken. «Hatten Sie die Verwegenheit, sich hinter meinem Rücken abermals in eine Affäre einzulassen?»

«Meine Damen und Herren», verkündete Basil, der sich mit einem seidenen Taschentuch betupfte. «Damit wäre leider der Abschluß unserer heutigen kleinen Vorstellung –»

«Sie haben die Ehre meiner Tochter in den Schmutz gezogen!»

«So, finden Sie, Frau Direktor Hilda?» Da geschah etwas: ich fühlte plötzlich Lucys Hand in meine gleiten. «Ich habe keineswegs die blöde Ehre Ihrer Tochter in den Schmutz gezogen», sprach ich weiter, mich leicht in die Brust werfend. «Ich habe sie, genaugenommen, nur geküßt, wenn Sie dabei waren und dafür sorgten, daß alles seinen richtigen Gang ginge.»

«Haben Sie denn Ihren Verstand völlig verloren, Mensch? Sie kommen sofort mit mir nach Yorkshire.»

«Nein, das tu ich nicht.»

«Das werden Sie.»

«Streiten Sie nicht mit mir.»

«Ich streite, mit wem ich will.»

«Jetzt hab ich das Ganze gründlich satt», ließ sich eine Stimme aus dem Hintergrund vernehmen.

Einigermaßen entsetzt stellte ich fest, daß es Anemone war.

«Anemone! Hast auch du den Verstand verloren?»

«Ganz im Gegenteil, Mammi, ich bin erst jetzt zu Verstand gekommen. Jetzt ist das Maß dessen voll, was ich in den letzten zwei Jahren von dir und Gaston und allen, die mein Leben lenkten, zu ertragen hatte.»

Ich starrte meine Braut an. *So* hatte sie noch nie ausgesehen. Ihr blondes Haar flatterte, ihre blauen Augen blitzten, ihr kleines Kinn war vorgestreckt. Das arme Mädel war am Ende ihres seelischen Count-Down angelangt.

«Anemone! Mein Kind! Willst du sofort den Mund halten?»

«Es muß jedem Menschen zwischen hier und Yorkshire sonnenklar gewesen sein», fuhr Anemone fort, «nur natürlich dir nicht, Mammi, daß Gaston und ich nicht im mindesten den Wunsch haben, einander zu heiraten. Er hält mich für langweilig, und ich halte ihn für einen ausgesprochenen Waschlappen.»

Der Waschlappen sagte mir ja nicht sehr zu, dennoch erwärmte ich mich mit einemmal für das Gespräch.

«Anemone, du wirst das tun, was ich sage, und zwar sofort.»

«Mammi, ich bin nicht eine deiner Delinquentinnen. Mein Leben lang hab ich das getan, was du gesagt hast, Mammi. Wenn ich jetzt täte, was du sagst, Mammi, und einen Mann heiratete, der mich ungefähr soviel interessiert wie die Renntips in den Tageszeitungen, dessen Konversation mich ungefähr soviel unterhält wie ein Komiker im Samstagabend-Programm, dessen Moral ich ungefähr so hoch einschätze wie die eines Gebrauchtwagenhändlers und dessen Erwerbsfähigkeit mir noch unter der eines gutdressierten Dorftrottels zu liegen scheint – wenn ich das täte, wäre ich jetzt und in alle Ewigkeit verdammt.»

«Mein Kind, ich werde dir meinen Standpunkt gründlich –»

«Wenn du willst, Mammi, kannst du mir jedes Glied einzeln vom Leib reißen, kannst mich jeder Art geistiger oder moralischer Tortur unterwerfen, die dir beliebt. Aber bevor ich diesen Mann heirate, der sich über die Topfpflanzen hinweg die Augen nach uns ausglotzt, laß ich mich lieber lebend verbrennen.»

Die Zuschauer brachen in lang anhaltenden Applaus aus.

«Junge Dame!» Basil packte sie. «Können Sie singen?»

Anemone sah recht verblüfft aus, doch sie antwortete: «Ja, man sagt sogar, ich habe eine recht nette Stimme.»

«Welch ein Feuer! Welche Persönlichkeit! Welch ein Auftreten! Welche Würde, welche Zielbewußtheit! Meine Damen und Herren», Basil zerrte Anemone an die Rampe. «Dieser Nachmittag ist der stolzeste in meinem Leben. Nach monatelangem Suchen in Amateur-Theaterverbänden und Provinzrepertoires ganz Englands habe ich sie endlich gefunden. Meine Damen und Herren, erlauben Sie mir, Ihnen die junge Unbekannte vorzustellen, die – natürlich erst nachdem sie probegespielt, den Kontrakt unterzeichnet und mich zu ihrem Privatagenten gemacht hat – die Ehre haben wird, an meiner Seite in der künftigen Neugestaltung von Shaws unsterblicher ‹Heiliger Johanna› zu spielen; das Stück wird demnächst in London als ein Musical unter dem Titel ‹My Fair Lady von Orleans› uraufgeführt werden.»

Diese Ankündigung trug ihm von seiten der Zuhörer tobende Beifallskundgebungen ein; nun schien der ganze Nachmittag weit besseren Anklang zu finden als die Bunten Abende. Fast hätte ich den Lagerkommandanten überhört, der abermals aufgetaucht war, um mir mit noch verwirrterer Stimme anzukündigen: «Doktor, die Polizei sucht Ihren Freund.»

«Da ist er!» schrie ein junger Mann mit Schnurrbart und großer Brille, der gefolgt von zwei Whortletoner Wachleuten, den Mittelgang herabeilte. «Da ist der Schurke! Nicht zufrieden damit, mir mein Mädel abspenstig machen zu wollen, verrät er noch dazu Staatsgeheimnisse, jawohl! Verräter! Überläufer! Abtrünniger! Elende Ratte!»

«Na, so was», protestierte Squiffy. «Das ist ja ganz verkehrt. Nicht ich bin der Verräter. Sie sind's, verdammt noch mal!»

«Sie haben meine Noreen zu verführen versucht, jawohl!»

Squiffy starrte ihn an. «Hör mal, Kam'rad, ich kann alles erklären ...»

«Kam'rad! Kam'rad haben Sie mich genannt, was? Das genügt als Beweis, was, Officer? Mich, einen Pfeiler der Jungkonservativen.»

«Kommen Sie lieber gleich auf die Wachstube mit, Sir», forderte ihn der Polizeiinspektor auf.

Squiffy begann mit den Polizisten zu debattieren. Frau Direktor Hilda begann mit Basil zu debattieren. Und sämtliche Anwesende im Saal begannen plötzlich miteinander zu debattieren.

«Zurückgeblieben», flüsterte mir Lucy ins Ohr.

«Wie bitte?»

«Zurückgeblieben. Mein Leben lang hab ich versucht, das richtige Wort für meinen Bruder zu finden. Jetzt endlich hab ich's.» Sie sah sich ruhig um. «Gaston, Lieber, mein Wagen steht draußen. Fahren wir?»

«Ob wir fahren? Aber was ist mit Basil?»

«Basil?» erwiderte Lucy schlicht. «Basil kann zu Fuß gehen.»

27

Die Sonne löschte die Walisischen Berge aus, und die Schatten hatten begonnen, das Licht des Tages über den sprudelnden Wassern des Usk-Flusses zu filtern. Es nahte jener magische Augenblick eines Sommerabends, da die Mücken wie ein Nebel von der Wasseroberfläche aufsteigen und dicke Fische mit geziemender Würde in den sonnenlos gewordenen Teichen blubbern, da die Sportfischer hoffnungsfroh ihre Angeln heben und dem Himmel danken, daß er seinen Geschöpfen eine so wundervolle Welt zur Wohnstätte gegeben hat, bevor sie ihr so viele Fische als nur möglich vor dem Abendessen zu entreißen trachten.

«Armer Gaston», flüsterte Lucy, auf den Dritten schaltend, als ihr Aston eine Kurve nahm.

«An alledem bin wohl ich zum größten Teil schuld», gab ich zu. «Ich bin, alles in allem, ein rechter Schafskopf gewesen.»

«Ja, das warst du wirklich», bestätigte Lucy fröhlich. «Aber du besitzt solch einen süßen Charakter, Gaston!»

«Oh, nicht doch –»

«Du tust stets alles mögliche für alle möglichen Leute. Du läßt dich völlig gedankenlos von den Menschen herumstoßen, wie eine Drehtür.»

«Oh, aber –»

«Dieser, dein Cousin, zum Beispiel.» Ich hatte Lucy die ganze Geschichte während unserer Überlandfahrt erzählt. «Du solltest ihm einmal die Stirn bieten, Gaston. Ihm auf die Zehen steigen und ins Gesicht spucken.»

«Gar nicht so leicht, jemandem ins Gesicht zu spucken, von dem man einst eine gehörige Tracht Prügel dafür bekommen hat, daß man mit einem Topf Erdbeerjam unter der Bettdecke erwischt wurde.»

«Wie jammerschade, Gaston», fuhr Lucy fort, «daß dir kein Mensch zur Seite stand, um deine Partei gegen diese Leute zu ergreifen.»

«Wirklich ein Jammer.»

«Jemand mit Charakterstärke.»

«Wie wahr.»

«Einer, der weiß, was er will.»

«Genau.»

Wir bogen wieder um eine Kurve.

«Sind wir nicht gleich dort?» fragte Lucy.

Ich blickte auf den Fluß, der entlang der Straße dahinplätscherte.

«Ich kann den alten Knaben nirgends entdecken.»

«Bist du sicher, daß er nichts dagegen hat? Daß wir so ohne weiteres daherkommen?»

«Seit ich ihn in New York aus dem Kittchen loseiste, würde er, glaube ich, nichts dagegen haben, wenn ich um Mitternacht mit einem Wanderzirkus daherkäme. Überdies hat er massenhaft Platz. Für gewöhnlich führt er eine Klinik für Geschäftsleute, augenblicklich aber macht er Ferien.»

Lucy seufzte.

«Wenn ich mich nach diesem Nachmittag nicht eine Woche lang entspannen und alles von mir wegschieben kann, werde ich genauso verrückt wie mein Bruder.»

«Unser guter George macht mir ein bißchen Sorgen», gestand ich. «Schließlich ließen wir ihn in den Klauen der Justiz zurück.»

«Wenn sie ihn einsperren, wird Vater ihn nächste Woche nach seiner Rückkehr wieder freisetzen lassen. Obzwar ich glaube, kein Gefängnis, das auf sich hält, würde George so lange bei sich dulden.»

«Hier ist das Haus», erklärte ich, als Sir Lancelots Gittertor in Sicht kam.

Ich stellte mit Überraschung fest, daß das Tor geschlossen, oben mit Stacheldraht versehen war und die große rote Aufschrift EINTRITT VERBOTEN trug.

«Am Ende hat es der alte Knabe verkauft», vermutete ich bestürzt, als ich dem Wagen entstieg, um Nachforschungen anzustellen.

Da das Tor unversperrt war, schwenkte ich die Flügel auseinander, damit Lucy einfahren könne.

Als ich wieder einsteigen wollte, tauchte Sir Lancelot persönlich hinter der Zierhecke auf.

«Guten Abend, Grimsdyke», begrüßte er mich äußerst aufgeräumt. «Welch unerwartetes Vergnügen, nicht wahr?»

«Oh, guten Abend, Sir.» Ich starrte ihn fassungslos an.

«Ist dies ein vorübergehender Besuch? Oder gedenken Sie bei mir zu bleiben?»

«Nun ja, ich – äh – wollte Sie fragen, Sir, ob Sie uns für einige Tage unterbringen können. Aber ich sah nicht voraus –»

«Sie kommen mit Begleitung? Steigen Sie nur aus, junge Dame. Ich fresse Sie nicht auf. Ich erinnere mich sogar an Sie. Vergesse nie ein Gesicht oder einen Unterleib. Ich habe seinerzeit – unter erheblichen Kosten für Ihre Familie – geraten, Ihr Vater möge sich den Magen und Sie sich die Mandeln entfernen lassen. Ich glaube, aus keinem dieser Vorschläge wurde etwas.»

«Guten Abend, Sir Lancelot. Nein, leider nicht», erwiderte Lucy unerschüttert.

«Pure Geldverschwendung.» Sir Lancelot beroch eine Rose, die er zufällig in der Hand trug. «Endlich bin ich so weit, die lachhafte Unwichtigkeit des Geldes und allen äußerlichen Putzes dieser Welt zu erkennen. Ein schöner Abend heute, nicht wahr?»

«Finden Sie's nicht ein wenig kühl, Sir?» deutete ich an.

«Jetzt noch nicht. Vielleicht ein bißchen später.» Sir Lancelot hielt inne, um den Vögeln zu lauschen. «Entzückend. Ganz wie bei Ihrem letzten Besuch, Grimsdyke.»

Das stimmte, nur hatte diesmal Sir Lancelot nichts an.

«Zurück zur Natur, Grimsdyke. Nichts kann sich mit körperlicher und geistiger Gesundheit messen. Dies wurde mir bewußt, als ich anfangs der Woche meine Frau zu einem Ferienaufenthalt nach Skandinavien brachte. Ich nehme an, sie wird sich nach ihrer Rückkehr hier völlig heimisch fühlen. Natürlich ist meine Sonnenklinik noch kaum richtig ausgebaut, aber wir werden bestimmt noch vor dem nächsten Winter hier eine Menge wohlbekannte Leiber sehen. Sie beide können selbstverständlich meine Gäste sein, solang Sie wollen.»

«Ich glaube, Sir, wir sollten lieber weiterfahren –»

«Da dies hier eine Klinik und kein Lager ist, sondere ich untertags die Geschlechter. Für das Dinner kleiden wir uns an.»

«Das Arrangement paßt uns vortrefflich, Sir Lancelot», sagte Lucy. «Wir haben sowieso kein Gepäck.»

«Ausgezeichnet, meine Liebe. Wollen Sie so freundlich sein, sich in die entgegengesetzte Richtung zu begeben und sich bei der Oberin zu melden? Grimsdyke, Sie kommen mit mir. Wir können vor Einbruch der Dämmerung immer noch ein nettes Basketballspielchen mit den anderen austragen.»

«Hör mal, Lucy – meinst du das wirklich im Ernst?»

«Natürlich, Gaston. Ich bin dafür, alles zu versuchen. Überdies: was hab ich mit meiner Figur schon zu befürchten?»

«Kommen Sie, Grimsdyke.»

«Lucy –»

«Ja, Gaston?»

Ich schluckte. «Lucy, da ist noch was, das ich dir einfach sagen *muß.*»

«Ja, Gaston?»

«Diese Biene. Auf deinem Nacken. Sie gehörte zu jener Sorte, die nicht stechen.»

«Das weiß ich, Gaston. Hab's im Bienenbuch nachgeschlagen. Aber das änderte nicht das mindeste an uns beiden.»

«Kommen Sie, Grimsdyke! Beeilen Sie sich.»

Ich schritt auf das Gebüsch zu, während ich mein Sportsakko ablegte.

Ich wandte mich um. «Lucy –»

«Ja, Gaston?»

«Lucy, ich hab keine richtige Arbeit.»

«Ich werde Daddy überreden, dir eine zu geben. Zum Beispiel die Leitung seiner Medizinischen Stiftung.»

«Aber dein Vater hat doch gar keine medizinische Stiftung gemacht.»

«So werde ich ihn überreden, eine ins Leben zu rufen. Das wird viel leichter sein, als ihn zu überreden, Geld in Basils Musical zu stecken.»

«Wenn's beliebt, Grimsdyke», kommandierte Sir Lancelot.

Ich löste meine Krawatte. «Ich komme schon, Sir.»

Ich brachte mich hinter dem Gebüsch in Deckung.

«Lucy», rief ich. «Willst du mich heiraten?»

«Klar, Liebling», rief Lucy zurück.

«Die Psychologie der Kleidung», bemerkte Sir Lancelot, erneut an seiner Rose schnüffelnd, «auf das gründlichste von Krafft-Ebing erforscht, bietet uns mehrere höchst interessante psychiatrische Hypothesen. Sie ist natürlich mit dem Tabu-Komplex verquickt, der in uns allen tief eingewurzelt ist seit dem Augenblick, da uns unsere Amme die ersten Windeln anlegte. Auf diese Weise werden wir von Anfang an dazu konditioniert, an gewissen Stellen automatisch ein Gefühl der Scham und der Angst aufkommen zu lassen ...»

Die Hose abstreifend, taumelte ich selig in den Sonnenuntergang hinein.